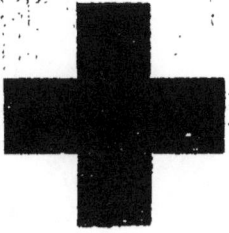

Dr A. BESSON

Technique

des

Bandages et Appareils

de pratique courante

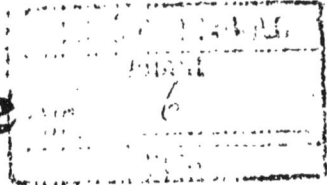

Avec 95 Figures

LILLE, René GIARD
Royale, 2
OT Frères
Médecine, 23

ÉTUDES

DE

TECHNIQUE

DE

PRATIQUE CHIRURGICALE JOURNALIÈRE

II

TECHNIQUE DES BANDAGES & APPAREILS

DE PRATIQUE COURANTE

DU MÊME AUTEUR

ÉTUDES DE TECHNIQUE DE PRATIQUE CHIRURGICALE JOURNALIÈRE

I. — **Technique chirurgicale journalière au lit du malade.**
Deuxième édition, 1908.
1 vol. in-8º de 250 pages avec figures............. 3 fr.

TECHNIQUE

DES

BANDAGES & APPAREILS

DE PRATIQUE COURANTE

PAR

le Dr Adrien BESSON

MAITRE DE CONFÉRENCES A LA FACULTÉ LIBRE DE MÉDECINE DE LILLE
CHIRURGIEN DU DISPENSAIRE-ÉCOLE DE LA CROIX-ROUGE
ANCIEN CHEF DE CLINIQUE CHIRURGICALE A L'HÔPITAL DE LA CHARITÉ
ANCIEN INTERNE DES HÔPITAUX
MEMBRE TITULAIRE DE LA SOCIÉTÉ DES SCIENCES MÉDICALES
ET DE LA SOCIÉTÉ ANATOMO-CLINIQUE

Avec 95 Figures

PARIS	LILLE
VIGOT Frères	René GIARD
23, Place de l'École de Médecine	2, Rue Royale

1909

PRÉFACE DE L'AUTEUR

—

Au cours des Conférences de Chirurgie pratique que j'ai eu l'honneur, durant ces dernières années, de faire soit au Dispensaire-École de la Croix-Rouge, soit antérieurement dans le service de mon Maître, M. le Professeur Duret, à l'Hôpital de la Charité, j'ai souvent regretté l'absence d'un simple manuel qui, sous une forme précise et un format maniable, condensât, au service de la pratique journalière, les éléments fondamentaux des plus utiles démonstrations.

C'est cet essai que, très modestement, j'ai voulu tenter à nouveau aujourd'hui, pour les Bandages et les Appareils de pratique courante (1).

De nos jours, les Sociétés de Secours aux Blessés militaires, les Œuvres d'assistance prennent un essor toujours croissant ; le souvenir des Dames Infirmières de la Croix-Rouge soignant avec un dévouement admirable nos soldats blessés sur la terre africaine est encore présent à toutes les mémoires. C'est ainsi que l'enseignement des premiers éléments de pratique chirurgicale courante, des bandages et des pansements en particulier, acquiert une importance de premier ordre que les plus sceptiques ne songent plus à nier.

D'autre part, ces notions fondamentales sont pareillement

---

(1) Voir la **Technique chirurgicale journalière au lit du malade.**

nécessaires aux étudiants, au début de leurs études. L'Art des Bandages, qui occupa jadis une si grande place dans la pratique chirurgicale, semble aujourd'hui particulièrement délaissé par les générations nouvelles ; à défaut de données précises, beaucoup se laissent guider au hasard de l'inspiration du moment, sans songer que, si les détails peuvent varier, la technique fondamentale ne peut que très rarement s'improviser. Est-il besoin d'ailleurs de démontrer l'importance souvent capitale d'un bandage correctement appliqué ? Lui seul peut assurer une contention exacte et le minimum de douleur ; il est le complément indispensable de l'acte chirurgical, et il peut même en devenir parfois le temps le plus important. Il suffit d'avoir suivi au jour le jour la vie d'un service d'hôpital pour voir avec quelle unanimité les malades s'efforcent d'éviter les concours maladroits et inexpérimentés, et par contre avec quelle véritable ingéniosité ils recherchent la faveur de ceux qui, plus habiles et plus instruits, atténuent leurs douleurs et les acheminent plus sûrement vers la guérison tant désirée.

Ce petit Manuel ne prétend rien innover, et je n'ai pu mieux faire, dans ses grandes lignes, que de m'inspirer des traités classiques ; mais, outre des détails inédits de technique, il contient cependant la description de plusieurs bandages d'une très grande utilité pratique, dont je n'avais pas jusqu'ici rencontré la description. J'y ai ajouté la technique des appareils les plus usuels et celle des pansements, afin que le lecteur put avoir simultanément sous les yeux un ensemble des notions de Bandages, d'Appareils et de Pansements qui se complètent mutuellement.

Tous les dessins qui illustrent ce Manuel ont été dessinés sur mes indications ; l'on sait la place considérable que les figures tiennent dans un ouvrage de ce genre, et je dois à ce sujet de vifs remerciements à mon ami L. Féré, qui a été pour moi un véritable collaborateur. Chaque bandage, en effet, a un « tour de main » particulier : M. Féré l'a toujours très heureusement rendu, avec un indiscutable talent, et je remercie également et le brillant dessinateur et l'ami.

Je ne saurais taire ici l'aide si discret, si dévoué et toujours averti que j'ai constamment trouvé à la tête du Dispensaire-École de la Croix-Rouge de Lille ; une modestie que je ne puis trahir ne me permet pas d'être plus explicite, mais le souvenir des services quotidiennement rendus me suppléera certainement dans la mémoire de chacun.

C'est avec son amabilité coutumière que mon éditeur, M. Giard, m'a donné toutes facilités pour la publication de cet ouvrage ; je tiens à lui en exprimer tous mes sincères remerciements.

ADRIEN BESSON.

Décembre 1908.

RECOMMANDATION TRÈS IMPORTANTE

Dans les descriptions des bandages, les termes « **droite** » et « **gauche** » s'appliquent toujours **à la droite et à la gauche du malade** et non de l'opérateur.

TECHNIQUE DES BANDAGES & APPAREILS

DE PRATIQUE COURANTE

LES BANDAGES

Définition. — Un bandage consiste essentiellement dans l'arrangement méthodique d'une ou de plusieurs pièces de pansement sur une partie du corps.

Division. — La classification des bandages qui nous paraît la plus simple et la plus claire est celle de Gerdy, modifiée par Chavasse.

Elle comprend deux divisions essentielles :

1º **Les bandages proprement dits ;**
2º **Les bandages mécaniques.**

Les **bandages proprement dits,** exécutés au moyen de pièces de linge, forment la classe réellement utile dans la pratique journalière et seront décrits avec tous les détails nécessaires. Ils se subdivisent eux-mêmes en **simples** ou **composés,** suivant qu'ils sont exécutés avec une *unité* (bande ou pièce de linge **seule**), ou bien avec un *assemblage* de pièces de linges dont le mode de réunion peut d'ailleurs être très variable.

Quant aux **bandages mécaniques,** constitués par l'assemblage de vis, ressorts, courroies, pelotes, etc., ils ne rentrent

en aucune façon dans le cadre de cet ouvrage et seront simplement mentionnés.

La classification complète des bandages est réunie dans le
tableau suivant (Chavasse).

CLASSIFICATION DES BANDAGES

BANDAGES

1º **Bandages proprement dits.**

- 1º **Bandages simples.**
  - Bandages faits avec des bandes seules.
    - circulaires.
    - obliques.
    - spiraux.
    - croisés ou en 8 de chiffre.
    - récurrents.
  - Bandages faits avec une pièce de linge entière.
    - Bandages pleins (écharpes, triangles, cravates, bonnets, etc.)
- 2º **Bandages composés.**
  - en T
  - en +
  - carrés.
  - frondes.
  - suspensoirs, liens, lacs, nœuds divers.

2º **Bandages mécaniques.**

- Bandages bouclés et lacés.
- Bandages herniaires.
- Bandages à plaques.
- Ceintures.
- Appareils orthopédiques, etc., etc.

RÈGLES GÉNÉRALES

POUR L'APPLICATION DES BANDAGES

1) **S'assurer que le bandage remplit bien les conditions nécessaires.** Les bandages sont trop souvent appliqués sans règle aucune et leur disposition s'étage au gré du simple hasard, d'où *mauvaise contention* et *gêne douloureuse* pour le blessé. Ce double écueil est évité par la connaissance exacte de la technique des bandages, qui permet d'appliquer à chaque cas particulier le mode de pansement qui lui convient.

2) **Se placer dans les conditions les plus favorables.** — Réunir à cet effet tous les aides nécessaires : 1o pour rassembler les objets de pansement ; 2o pour bien soutenir et présenter la région blessée; celle-ci devra être dégagée, écartée ou soulevée de telle façon qu'elle occasionne au malade le moins de gêne possible et donne au chirurgien le maximum de facilité.

3) **Serrer également et suffisamment, avec douceur et sans brusquerie.** — Un bandage trop serré peut provoquer de graves troubles circulatoires ; un bandage lâche se desserre et ne recouvre bientôt plus rien ; un bandage inégalement serré donne une contention irrégulière, défectueuse et douloureuse. Il est donc très important d'exercer une compression *suffisante et très régulière* : ceci est essentiellement une

question de tact et d'habitude, et les débutants devront atten-
tivement s'exercer à l'observation exacte de cette règle. De
plus, la main sera *douce, légère* et *rapide :* je sais bien qu'il
y aura toujours des mains qui seront la providence des blessés
(ils les connaissent si bien !) et d'autres dont la bonne volonté
la plus entière ne pourra complètement effacer la brusquerie
involontaire et native, mais chacun, en cette matière, devra
faire preuve de la plus grande attention et aussi de la plus
constante sollicitude.

4) **Sur les membres, appliquer toujours un bandage de
bas en haut, c'est-à-dire de l'extrémité vers le tronc, dans
le sens de la circulation veineuse.** Précepte de la plus grande
importance que l'on ne doit jamais transgresser. Dans le cas
contraire en effet (application de haut en bas), la circulation en
retour ne pourrait que très incomplètement s'effectuer et il en
résulterait la production d'un œdème plus ou moins considérable et très souvent douloureux.

Pour enlever un bandage, avoir bien présente à l'esprit la
technique de son application et le défaire *exactement en sens
inverse de cette application ;* il est évident que le déroulement
hâtif et distrait des tours de bande ne peut que provoquer
des à-coups ou des arrachements brusques très douloureux
pour le blessé.

CHAPITRE PREMIER

NOTIONS GÉNÉRALES SUR LES BANDAGES

BANDES

Les bandes sont des pièces de linge étroites dont la longueur est très supérieure à la largeur.

Les bandes doivent être coupées en droit fil ; elles ne doivent en aucun cas présenter d'ourlets qui blesseraient les tissus ; pour ajouter deux bandes, on place chaque bout l'un sur l'autre et on les fixe sur les deux faces par des points croisés, dits aussi points de chausson (Chavasse).

Les tissus employés à la confection des bandes sont très divers. La **toile,** très en honneur autrefois, convient surtout aux bandages solides ou compressifs ; mais, à moins d'être usagée, elle est peu maniable et difficile à appliquer. Les bandes de toile, mouillées sur place *après application,* se rétrécissent, en séchant, d'une façon notable ; cette propriété est utilisée dans la confection de certains appareils de fracture (du bras, par exemple) pour obtenir une contention plus exacte.

2

L'on emploie beaucoup plus fréquemment aujourd'hui la **gaze** ou la **tarlatane** ; elle est livrée dans le commerce avec ou sans apprêt ; l'apprêt est effectué au moyen d'un bain d'amidon dont la trame du tissu de coton s'imprègne à raison d'un cinquième de son poids. Cet apprêt a une grande utilité pour la contention des pansements, surtout de ceux qui ne peuvent être très surveillés (pansements du dehors, pansements rares, etc.) : il suffit, en effet, de bien mouiller la bande de tarlatane et de l'appliquer au-dessus du pansement qu'elle « emprisonnera » en quelque sorte en séchant et en durcissant. L'on peut aussi incorporer aux bandes de gaze diverses substances : plâtre, silicate, dextrine, etc., dont la bande porte alors le nom (bandes plâtrées, silicatées, dextrinées, etc.). Une sorte de tarlatane tend de plus en plus à être actuellement employée : ce sont les bandes de **tangeps** qui unissent une souplesse parfaite à une résistance très grande et qui répondent à la grande majorité des indications de la pratique journalière.

Les bandes de **flanelle** sont peu employées en raison de leur prix élevé et de leur épaisseur ; néanmoins, elles s'appliquent très bien sur les téguments et peuvent rendre des services.

Une faveur grandissante s'est justement attachée aux bandes de crêpe, dit **crêpe Velpeau ;** elles sont d'une admirable souplesse et leur élasticité leur permet de s'adapter très exactement, en exerçant parallèlement une compression que l'on peut facilement graduer ; on les emploie encore sous forme de ceintures thoraciques ou abdominales. Cependant elles ont, outre leur prix assez élevé, l'inconvénient de se corder rapidement par l'usage ; une recommandation importante est, après lavage (elles se lavent très bien) de ne jamais les suspendre, mais bien de les *faire sécher à plat.*

Les bandes de **caoutchouc** sont rarement employées ; elles ne sont guère utilisées que pour l'hémostase (bande d'Esmarch) ou encore pour certaines compressions (bande de Martin, pour les ulcères).

Une bande présente deux extrémités : ce· sont les **chefs de la bande ;** la partie intermédiaire est appelée le **plein.** Lorsque la bande est roulée, le cylindre ainsi formé se nomme **le globe :** l'extrémité libre est dite : **chef initial** et l'extrémité roulée à l'intérieur : **chef terminal.**

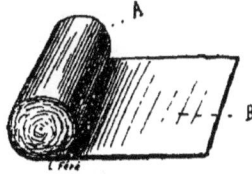

Fig. 1. — Bande à un globe.
A. Globe
B. Chef initial.

Si une bande est roulée à la fois par les deux chefs ou si l'on réunit plus simplement les deux chefs initiaux de deux bandes séparées, l'on obtient une **bande à deux globes** *(fig. 2) ;* ces bandes,

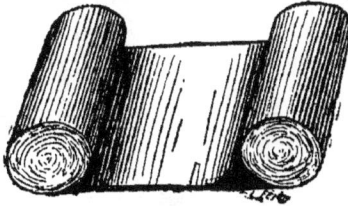

Fig. 2. — Bande à deux globes.

très employées autrefois, ne trouvent guère aujourd'hui leur indication que dans les pansements des moignons.

La **largeur** et la **longueur** des bandes sont très variables mais peuvent cependant se ramener à quelques types principaux. Pour les doigts, 1 cent. 1/2 à 2 cent. de largeur sur 1 m. 50 à 2 mètres de longueur, sont une excellente dimension ; pour les membres et la tête, 4 à 6 centimètres de largeur sur 5 mètres de longueur donnent la moyenne habituelle ; pour le thorax, le tronc ou la partie supérieure des cuisses, l'on devra adopter 7 à 10 centimètres de large sur 8 à 10 mètres de long.

Ces chiffres ne sont évidemment que des approximations et s'appliquent surtout aux bandes de toile; lorsque l'on emploiera des bandes de tarlatane ou de crêpe Velpeau, la largeur devra en être *toujours un peu supérieure*, car elles se rétrécissent et se cordent avec la plus grande facilité.

Manière de rouler une bande. — Dans les hôpitaux ou dispensaires, l'on se sert journellement d'**appareils** très ingénieux, d'un maniement très simple, qui permettent de rouler vite et correctement un grand nombre de bandes; je figure ici l'appareil qui est employé dans les Dispensaires-Écoles de la Croix-Rouge *(fig. 3)*. Le fonctionnement en est des plus facile; il suffit d'insinuer l'un des chefs de la bande à rouler sous la 1re barre R, puis au-dessus de la barre du milieu M, enfin

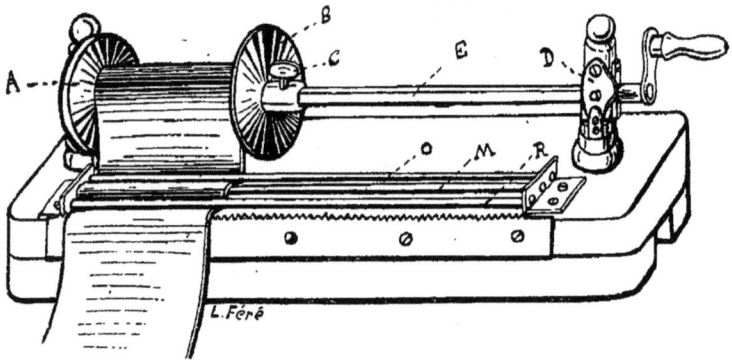

Fig. 3. — Appareil à rouler les bandes.
(Modèle des Dispensaires-Écoles de la Croix-Rouge.)
A. Disque fixe. — B. Disque mobile et sa vis d'arrêt C. — D. Taquet mobile. — E. Tige d'enroulement. — O, M, R, Tiges de tension.

au-dessous de la 3e barre O pour aller « amorcer » autour de la tige E l'enroulement de la bande. Le disque B, qui est mobile, glisse sur la tige et vient exactement limiter le globe qui va peu à peu se former; on le fixe par la vis C. On tourne alors lentement la manivelle de droite, la main gauche tendant simplement le plein de la bande qui pend en avant de l'appa-

reil. Lorsque la bande est entièrement roulée, l'on soulève le
petit taquet mobile D, afin de permettre à la tige E d'être
séparée du disque à demeure A dans lequel elle se fixe : il ne
reste plus qu'à retirer la bande.

Dans la pratique journalière, où l'on ne peut disposer de
cette instrumentation, **la façon la plus simple de rouler une**

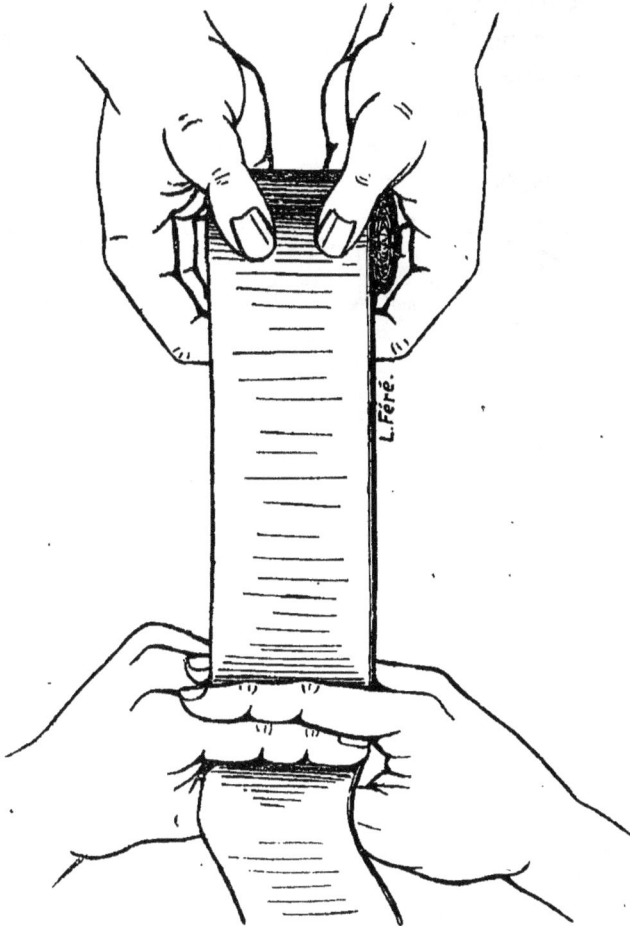

Fig. 4. — Manière de rouler une bande avec un aide.

bande est la suivante : un aide étant placé en face et tenant l'index et le médius de chaque main horizontalement rapprochés, engager entre ces deux doigts une extrémité de la bande tombant librement à terre, l'attirer de 1 mètre environ et en replier le chef de façon à former un petit rouleau « *d'amorce* ». De l'extrémité des doigts de chaque main, le chirurgien roule alors progressivement la bande, tandis que l'aide, jouant le rôle de laminoir, ne laisse **filer** peu à peu la bande entre ses doigts qu'*avec une certaine résistance* et en égalisant les plis les plus importants *(fig. 4)*.

Si l'aide fait défaut, il faudra recourir à la technique suivante : après avoir replié l'un des deux chefs en un petit

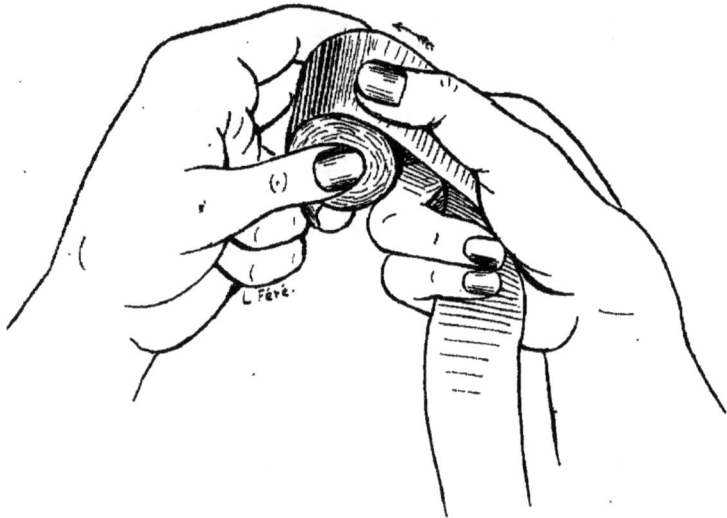

Fig. 5. — Manière de rouler une bande seul.

rouleau suffisamment résistant, placer celui-ci entre le pouce et l'index de la **main gauche**; quant à la **main droite**, le pouce appuie sur la partie moyenne du globe, l'index et le médius se placent derrière le globe et les deux derniers doigts serrent la bande en-dessous contre la paume de la main *(fig. 5)*;

noter que le globe doit être maintenu *en-dessous* du plein de
la bande. La main gauche imprime alors le mouvement de
rotation, aidée par les trois premiers doigts de la main droite :
ceux-ci régularisent en même temps chaque tour, tandis que
l'appui des deux derniers doigts dans la paume de la main
donne au tissu la tension nécessaire.

**Une bande bien roulée et bien serrée est nécessaire pour
la confection d'un bon bandage.**

Application des bandes. — Saisir le globe *solidement* de
la main droite *(fig. 6) et non du bout des doigts*, comme on le
décrit trop souvent (sauf pour des pansements légers et
délicats) ; de plus, avoir bien soin de placer **le globe**

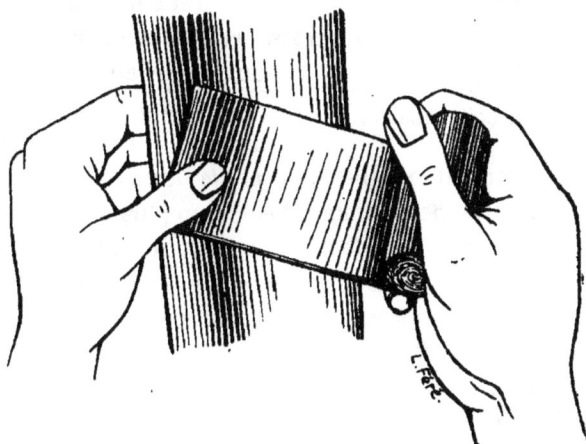

Fig. 6. — Manière de commencer l'application d'une bande.

au-dessus de la bande et non en-dessous regardant vers le
sol, comme les débutants le font presque constamment.

Dérouler alors quelques centimètres de bande, et, du pouce
de la main gauche, appliquer et maintenir le chef initial sur la

région que le bandage doit commencer à recouvrir. Le chef initial doit être placé **obliquement** et non horizontalement ; la difficulté, que chacun connaît est, en effet, de bien fixer les premiers tours circulaires qui glissent fréquemment avec la plus grande facilité. Si donc le chef initial a été placé obliquement, il laissera dépasser en haut après le premier circulaire complet un coin qu'il suffira de *rabattre* sur le bord supérieur de la bande où le tour suivant viendra la fixer en l'appliquant *(fig. 7)*. Cet angle rabattu joue en quelque sorte, et très efficacement, le rôle de « *cran d'arrêt* » qui empêche les premiers circulaires de glisser.

Les tours de bande sont conduits de **gauche à droite (par rapport à l'opérateur)** le globe passant alternativement dans chaque main pour faire le tour du membre. Il est essentiel de n'avoir constamment qu'une *très petite longueur de bande déroulée*, ce qui donne à la main beaucoup plus de force et de sûreté ; de plus, à la fin de chaque tour, il faut par un très petit coup sec *(mais sans brusquerie aucune)* donné de la main droite, tendre le circulaire que l'on vient d'appliquer (ce mouvement devient d'ailleurs rapidement instinctif). — Tous les tours doivent se recouvrir à *intervalles très réguliers* (au 1/3 ou au 1/2 suivant le cas.)

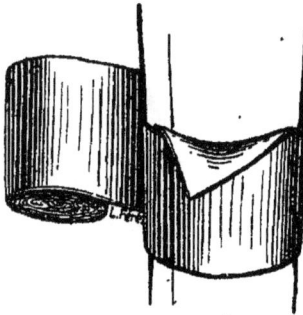

Fig. 7.
Formation du coin rabattu.

Renversés. — Mais l'application régulière de ces tours de bande deviendrait rapidement très défectueuse sur une région conique comme la jambe ou l'avant-bras par exemple ; la partie supérieure de la bande ayant à recouvrir une circon-

férence plus large que la partie inférieure, celle-ci ne s'appli-
querait plus exactement, flotterait, et il en résulterait un *godet*.
Afin d'obtenir une adaptation exacte, l'on emploie un artifice
appelé : **le renversé**, qui consiste essentiellement à *rabattre le*
bord supérieur de la bande qui est ainsi rétrécie environ de
moitié.

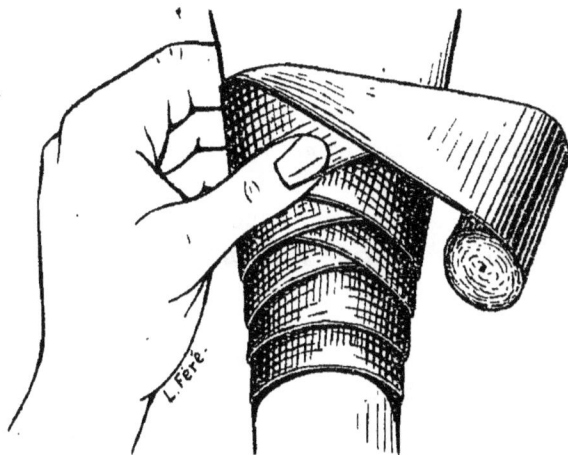

Fig. 8. — Manière de faire un renversé.

Pour l'exécuter, l'on doit, aussitôt que la bande ne s'applique
plus exactement, la diriger un peu obliquement en haut, la
tendre et fixer sur la face du membre **le milieu de son bord**
inférieur par le pouce de la main gauche *(fig. 8)*. Dérouler
ensuite quelques centimètres de bande (6 à 8) et, diminuant
un peu la tension de la partie déroulée, **rabattre le bord**
supérieur sur le bord inférieur de façon à venir couper
ce dernier ; tendre alors en tirant sur le globe, pendant
que le pouce gauche lisse rapidement le pli du renversé
(manœuvre du coup de pouce). Enrouler à nouveau la bande
autour du membre et recommencer de même ; il est essentiel,
avant chaque nouveau renversé, de bien fixer **avec le pouce**

gauche le bord **inférieur de la bande au moment précis où
il croise le bord descendant du renversé précédent** *(fig. 8)* ;
c'est le seul moyen d'étayer les croisements sur une même
ligne verticale.

La technique du renversé est difficile à exécuter correctement, et les débutants ne devront pas se décourager : cette
petite manœuvre, outre sa grande importance pratique, est
aussi un excellent exercice. Les fautes les plus fréquemment
commises sont les suivantes : 1o Dérouler une trop grande
longueur de bande ; — 2o Tendre trop la bande en faisant le
renversé et ne pas « *assez rendre la main* » ; — 3o Ne pas
conserver entre tous les tours de bande un exact parallélisme ;
4o Ne pas placer régulièrement le pouce gauche **exactement**
au point de croisement, **sur le bord inférieur.**

Pour ajouter une bande nouvelle, la longueur de la première étant insuffisante, placer le chef initial de la seconde
sous le chef terminal de la première. De la sorte, en déroulant
plus tard le bandage, l'extrémité de la première bande se
trouvera automatiquement dégagée, évitant ainsi les tâtonne-
ments infructueux.

Pour fixer un bandage, il est préférable d'employer une
épingle anglaise, dite de nourrice ou de sûreté ; on peut aussi
fendre le chef terminal en deux lanières que l'on noue ensuite.
Mais en aucun cas, le nœud ni l'épingle ne doivent être placés
au niveau de la plaie ; de plus, l'épingle doit toujours être
fixée *perpendiculairement* à la longueur de la bande et jamais
dans le sens de son enroulement.

COMPRESSES

Ce sont des pièces de linge, de tailles diverses, que l'on découpe dans la toile, le lin, le coton, etc. On distingue principalement :

1° **La compresse longuette,** compresse ordinaire pliée deux ou trois fois sur elle-même, dans sa longueur *(fig. 9)*.

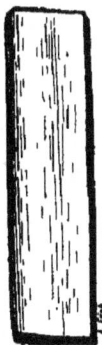

Fig 9.
Compresse longuette.

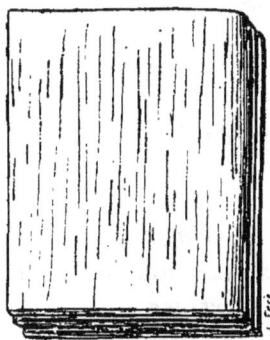

Fig. 10.
Compresse graduée régulière.

2° **La compresse graduée,** faite de replis régulièrement superposés. Si les plicatures se recouvrent exactement, la compresse est dite *graduée régulière (fig. 10)* ; si elles se

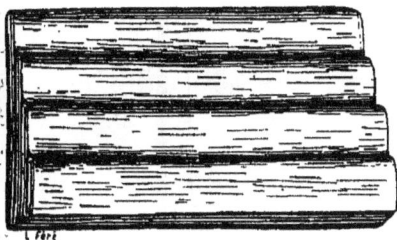

Fig. 11.
Compresse graduée prismatique
à échelon simple.

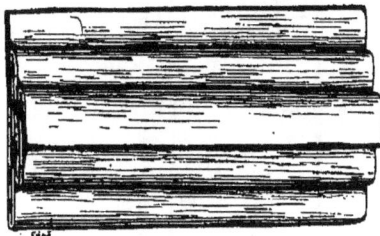

Fig. 12.
Compresse graduée prismatique
à double échelon.

disposent au contraire en gradins, la compresse est dite *graduée prismatique* (avec échelon simple *(fig. 11)* ou double échelon *(fig. 12)*. — Servent à comprimer les vaisseaux ou refouler les chairs dans un espace interosseux.

3o **La compresse fendue,** dont une extrémité est divisée une ou deux fois dans sa longueur (compresse à 2 et 3 chefs) *(fig. 13)*. On l'emploie dans les amputations pour protéger les chairs dans la section des os.

BANDAGES PLEINS *(Mouchoir, carré long, triangle, cravate, écharpes)*.

Les·bandages pleins sont exécutés avec des pièces de linge *entières*, **sans aucune division.** On leur donne les principales formes suivantes :

1o Le **mouchoir.** — La pièce carrée; c'est la base fondamentale des bandages pleins ;

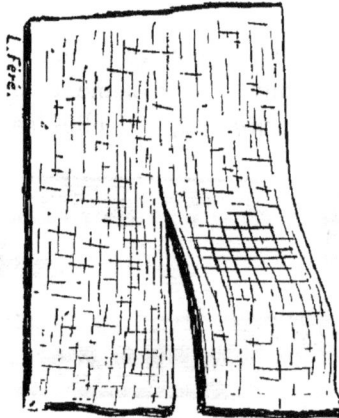

Fig. 13.
Compresse fendue à 2 chefs.

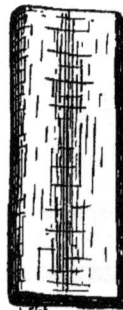

Fig. 14.
Carré long.

2º Le **carré long**. — Obtenu en repliant le mouchoir une ou deux fois sur lui-même *(fig. 14)*;

3º Le **triangle** ou **fichu**. — Le mouchoir est plié ou coupé en diagonale. L'on distingue la *base*, les *chefs*, le *sommet* *(fig. 15)*;

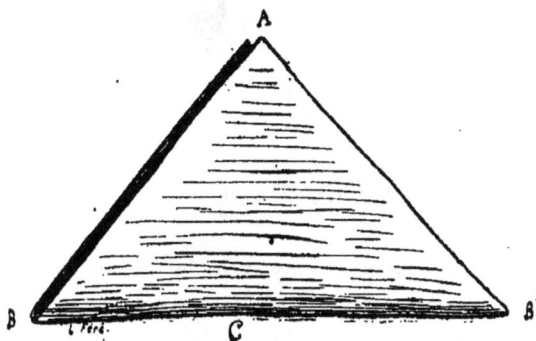

Fig. 15. — Triangle.
A. Sommet. — B, B'. Chefs. — C. Base ou plein.

4º La **cravate**. — Le triangle est replié plusieurs fois sur lui-même dans le sens de la base *(fig. 16)*:

Fig. 16. — Triangle replié en cravate.

5º La **corde**. — Se fait en tordant la cravate.

BANDAGES COMPOSÉS *(en T, en +, carrés, frondes)*.

Obtenus par assemblage de pièces de linge.

Bandages en T. — Comme le nom l'indique, ces bandages

ont la forme d'un T et sont essentiellement formés par la
jonction de deux pièces de linge, l'une d'elles tombant perpen-

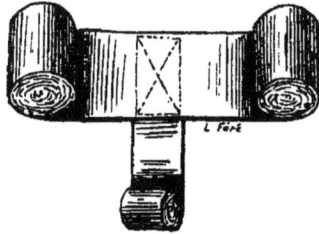

Fig. 17. — T simple.

diculairement sur la partie moyenne de l'autre : c'est le *T
simple (fig. 17)*. L'on peut d'ailleurs, au lieu d'une seule bande
verticale, en avoir deux ou trois tombant à différents inter-

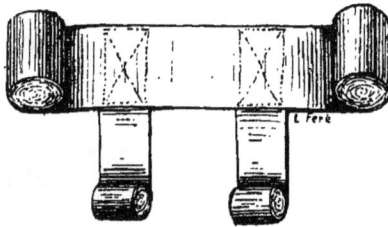

Fig. 18. — T double.

valles sur la branche horizontale : l'on obtient ainsi le *T
double, triple (fig. 18)*.

Bandages en croix. — Leur dénomination est suffisamment
descriptive par elle-même.

Bandages carrés. — Ces bandages sont essentiellement
formés d'une pièce carrée ou rectangulaire, à laquelle sont

fixées de diverses façons des bandes chargées de la maintenir *(fig. 19)*.

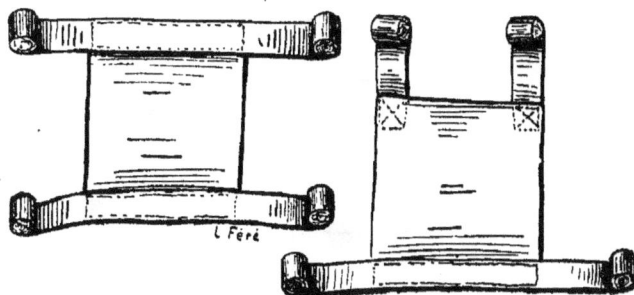

Fig. 19. — Bandages carrés.

Frondes. — Ces bandages sont ainsi appelés, parce qu'ils
rappellent vaguement la fronde des anciens ; la fronde se
compose d'une pièce de linge plus longue que large, fendue à
ses deux extrémités jusqu'à une certaine distance de la partie

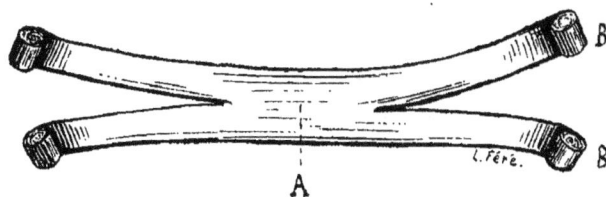

Fig. 20. — Fronde.
A. Plein. — B, B. Chefs.

moyenne qui est respectée *(fig 20)*. Le milieu s'appelle *plein*
et chaque lanière est un *chef ;* la fronde a donc *quatre chefs*.
Si la pièce de linge a été, à chaque extrémité, divisée en trois
lanières, au lieu de deux, l'on obtient la fronde à *six chefs*.

CHAPITRE II

BANDAGES SIMPLES

Première Classe. — BANDAGES FAITS AVEC DES BANDES SEULES

Cette première classe des bandages simples comprend, comme nous l'avons vu dans les classifications générales, cinq subdivisions :

1º **Les bandages circulaires ;**
2º **Les bandages obliques ;**
3º **Les bandages spiraux ;**
4º **Les bandages croisés ou en 8 de chiffre ;**
5º **Les bandages récurrents.**

Nous allons les étudier successivement.

1º BANDAGES CIRCULAIRES

Les bandages circulaires sont formés par des tours de bande qui entourent circulairement une partie du corps en se recouvrant complètement ou à peu près (Chavasse). Ce sont les bandages les plus simples et une description détaillée en est inutile ; je décrirai seulement le **circulaire du front** et le **bandage de la saignée.**

Circulaire du front

Pièce du bandage (1). — Une bande de 2 mètres à 2 m. 50 de long sur 4 à 5 centimètres de large.

Technique. — Commencer par la région temporale droite, passer sur le front et faire autour de la tête plusieurs circulaires se recouvrant ; terminer en fixant le chef terminal par une épingle au niveau de la région frontale.

Ne jamais passer sur les oreilles, mais *au-dessus ;* conduire toujours les circulaires *en arrière sous la protubérance occipitale,* qui forme cran d'arrêt ; n'appliquer en aucun cas la bande directement, sans intermédiaire, car elle glisserait, et intercaler toujours, à défaut d'un pansement, une pièce de linge quelconque.

Usages. — Maintient les topiques sur la circonférence du crâne ; peut maintenir une compresse ou bandeau flottant qui protège les yeux.

Bandage de la saignée

Pièce du bandage. — Bande de 1 mètre de long sur 4 centimètres de large.

Technique. — A 4 ou 5 centimètres du lieu futur de la saignée, appliquer le milieu de la bande sur la face antérieure

---

(1) Toutes les mensurations contenues dans ce Manuel s'appliquent, bien entendu, à un adulte normalement constitué.

du bras ; porter les chefs de chaque côté du bras pour aller les croiser en arrière sur la face postérieure ; de là, les ramener sur la face latérale externe, où l'un des deux chefs arrive presque aussitôt tandis que le second doit refaire en sens inverse les trois quarts de la circonférence du bras. Tenant d'une main le *chef antérieur* tendu, tourner autour de lui de haut en bas avec le *chef postérieur ;* lorsque celui-ci est arrivé à son bord inférieur, le replier alors en une anse qui est insinuée entre le croisement qui vient d'être fait et le tour de bande primitif. L'on a ainsi formé une rosette externe que l'on peut facilement, ou serrer en tirant en même temps sur l'anse et le chef antérieur, ou desserrer en tirant sur le chef postérieur *(fig. 21).*

Usages. — C'est le bandage classique *avant la saignée,* pour interrompre la circulation dans les veines superficielles, mais **sans arrêter la circulation artérielle** ; il est donc **très important** que le pouls reste toujours perceptible à la radiale et la constriction du bandage doit être graduée en conséquence.

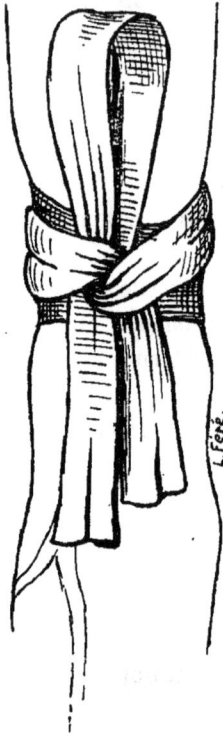

Fig. 21.
Bandage de la saignée.

2o BANDAGES OBLIQUES

Les bandages obliques ne diffèrent des bandages circulaires que par la direction oblique des tours de bandes. Ils sont peu employés et l'on ne décrit plus guère que l'**oblique du cou et de l'aisselle.**

Oblique du cou et de l'aisselle

Pièce du bandage. — Bande de 5 à 6 mètres sur une largeur de 5 centimètres.

Technique. — Commencer sur le devant de la poitrine,

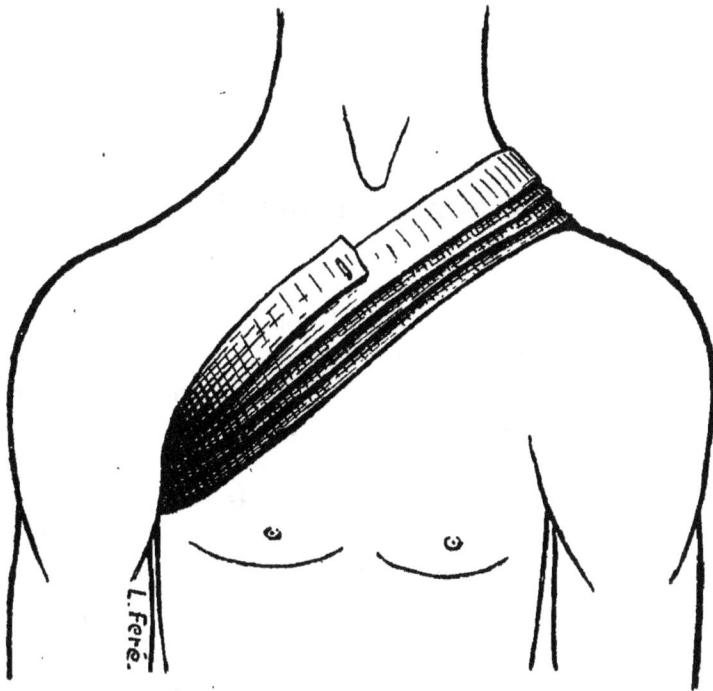

Fig. 22. — Oblique du cou et de l'aisselle.

conduire le globe sur un des côtés du cou, croiser le dos en diagonale pour gagner l'aisselle opposée, remonter sur le devant de la poitrine et ainsi de suite en décrivant 3 ou 4 tours. Le chef terminal est fixé en avant *(fig. 22)*.

Usages. — Sert à maintenir les pansements ou topiques dans l'aisselle ou sur la base du cou. Son grand inconvénient est de se corder rapidement et de blesser ainsi la région axillaire : d'où la recommandation de toujours placer au préalable dans l'aisselle une couche de poudre astringente au talc et au salicylate de bismuth, ou à l'oxyde de zinc.

3o BANDAGES SPIRAUX

Les bandages spiraux sont ainsi nommés en raison de la disposition en *spire* de leurs circonvolutions autour de la région qu'ils doivent recouvrir : ils sont encore appelés *bandages roulés.* Chaque circonvolution a reçu le nom de **doloire.**

Les tours de bande peuvent présenter trois variétés (Gerdy) :

1o Les circonvolutions sont écartées : c'est le **spiral écarté ;**

2o Les circonvolutions se juxtaposent par leurs bords : c'est le **spiral mousse ;**

3o Les circonvolutions se recouvrent par moitié ou aux deux tiers : c'est le **spiral imbriqué,** presque exclusivement employé ; il constitue le bandage spiral proprement dit.

Les bandages spiraux doivent être *ascendants*, c'est-à-dire se diriger vers la racine du membre; ils sont dits *descendants* dans le cas inverse, mais cette disposition constitue une véritable exception.

Spiral de la poitrine

Pièce du bandage. — Bande de 10 mètres de long et de 8 centimètres de large.

Technique. — Dérouler environ 1 mètre de la bande et porter le globe sur l'épaule gauche, en laissant pendre au devant de la poitrine et du corps la longueur de bande déjà déroulée. Conduire le globe en diagonale dans le dos, de façon à gagner, à la *droite* du malade, non pas le creux de l'aisselle, mais bien la *base du thorax;* décrire alors, **en remontant** et en passant au-dessus du jet de bande vertical, des tours de spire se recouvrant par moitié autour de la poitrine et finir par un dernier tour passant sous les deux aisselles; épingler le chef terminal. Reste le chef initial pendant; veiller à ce que son émergence au-dessous du bord inférieur du bandage soit bien au milieu de celui-ci; le relever alors simplement pour le diriger au-devant des tours de spire sur l'épaule droite, sur laquelle il passe comme une bretelle pour aller se fixer, dans le dos, à la partie postérieure du bandage (fig. 23). Epingler aussi la bande en avant pour l'empêcher de se déplacer.

Cette technique me paraît préférable à celle habituellement décrite qui fait commencer sous les aisselles les tours de spire pour les diriger ensuite de *haut en bas ;* dans ce cas en effet le premier jet de bande conduit en diagonale de l'épaule gauche à l'aisselle droite peut très facilement se déplacer en haut, n'étant pas maintenu ou très peu. Dans la technique ci-dessus décrite au contraire, la bande qui coupe le dos en

diagonale est maintenue par *tous les tours de spire* qui
s'appliquent progressivement sur elle dans toute la hauteur
du thorax.

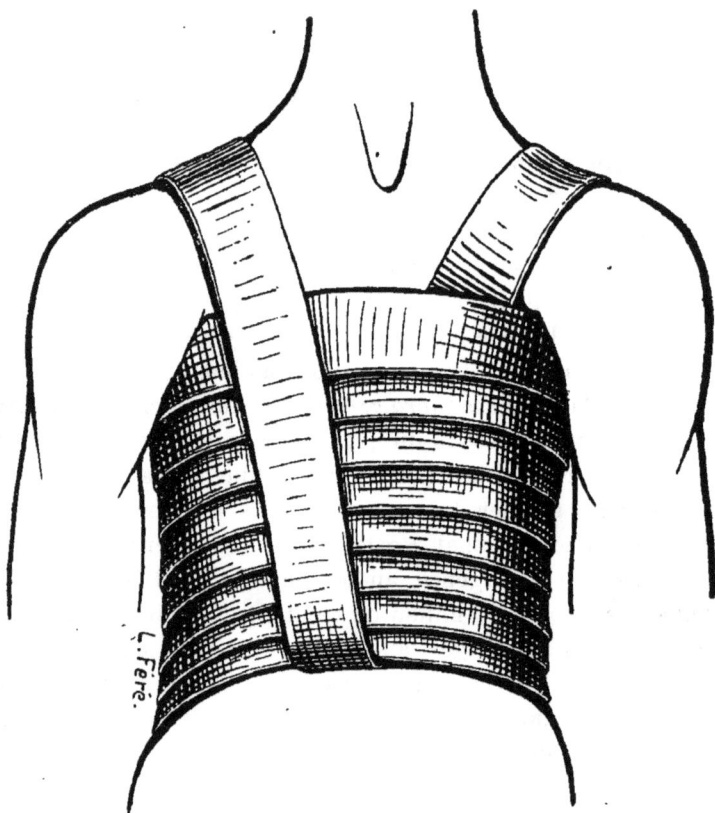

Fig. 23. — Spiral de la poitrine.

Usages. — Excellent bandage pour les fractures ou félures
de côtes ; peut servir aussi à maintenir les pansements ou
topiques divers ; mais, dans ce cas, le bandage de corps, plus
simple, lui est souvent avantageusement substitué.

Chez les femmes, garnir de ouate au préalable l'espace inter-mammaire.

Spiral d'un doigt

Pièce du bandage. — Bande de 1ᵐ50 à 2 mètres, large de 2 cent.

Technique. — Commence par un ou deux circulaires autour du poignet, puis conduire le globe en diagonale sur la face dorsale de la main, de façon à atteindre la base du doigt à recouvrir ; de là, par *un seul tour de spire très écarté*, gagner immédiatement l'extrémité du doigt et redescendre par des tours se recouvrant régulièrement jusqu'à la base. Il suffit alors de traverser à nouveau la face dorsale de la main en croisant le jet primitif pour terminer le bandage autour du poignet par un circulaire (1) *(fig. 24.)*

Usages. — Maintient les topiques ; contribue à la contention des fractures en fixant la petite attelle de bois ou de carton; peut comprimer dans les hémorragies artérielles.

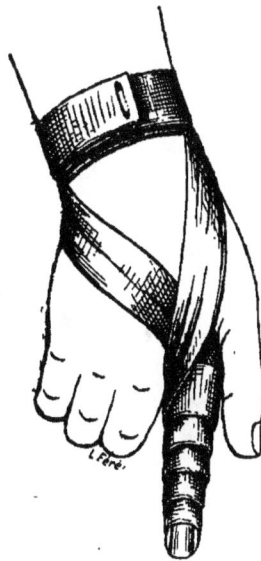

Fig. 24
Spiral d'un doigt.

. (1) Dans les bandages de la main et des doigts, où l'on emploie des bandes d'une très petite largeur, il est souvent préférable, en place d'épingles, de diviser le chef terminal en deux lanières qui sont nouées ensuite sur le doigt ou le poignet.

Gantelet

Pièce du bandàge. — Bande de 10 à 12 mètres de long sur 2 cent. de large.

Technique. — Le gantelet n'est autre que le spiral d'un doigt qui vient d'être décrit, appliqué **successivement** à tous les doigts de la main. Après un ou deux circulaires autour du

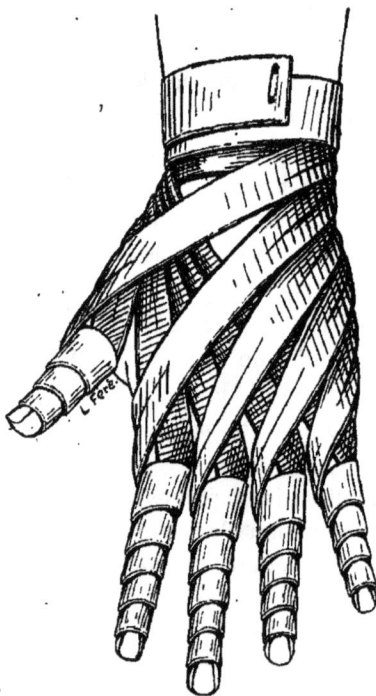

Fig. 25. — Gantelet.

poignet, commencer par *le pouce pour la main droite du malade* et *l'auriculaire pour sa main gauche ;* l'on pourrait commencer par l'auriculaire pour la main droite et le pouce pour la main gauche, comme l'indiquent quelques auteurs, mais dans ce cas le bandage est beaucoup moins bien « *dans la main* » de l'opérateur.

Lorsque le spiral du premier doigt à recouvrir est terminé, le globe est reconduit au poignet en traversant la face dorsale de la main ; après un tour circulaire, l'on continue par le spiral du doigt suivant et ainsi de suite, *en revenant toujours au poignet*, que l'on entoure d'un circulaire *chaque fois qu'un doigt est recouvert*. Le bandage est terminé par un circulaire autour du poignet *(fig. 25)*.

Usages. — Le gantelet, qui n'est compliqué qu'en apparence, rend de vrais services dans les cas de plaies multiples ou de brûlures des doigts, tant pour maintenir le pansement que pour empêcher les adhérences. Il est encore utilisé dans la compression du membre supérieur, soit en totalité, soit en partie.

Spiral de l'avant-bras ou de la jambe

Pièce du bandage. — Bande de 5 mètres de long sur 4 à 5 centimètres de large.

Technique. — Commencer par quelques tours de spire et faire des renversés aussitôt qu'il sera nécessaire *(Voir technique des renversés)*. Terminer par un ou deux tours circulaires *(fig. 26)*. Pour le spiral de la jambe, *voir fig. 93*.

Usages. — Maintient les topiques ; sert souvent de bandage compressif.

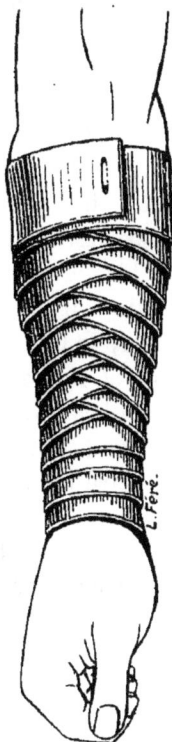

Fig. 26.
Spiral
de l'avant-bras.

Spiral du membre supérieur

Pièces du bandage. — Plusieurs bandes de 5 mètres de long sur 4 à 5 centimètres de large, plus la bande spéciale du gantelet.

Technique. — Commencer par l'application du gantelet; recouvrir ensuite de tours de spire le dos de la main en commençant à la base des doigts (1) et en montant progressivement vers le poignet; faire un ou deux renversés pour passer sur la racine du pouce. Continuer les spiraux sur le poignet, l'avant-bras et le bras en faisant les renversés nécessaires; pour franchir le coude, continuer simplement par le croisé du coude en l'orientant de telle sorte que les lignes de croisement continuent celles des renversés; l'on peut encore suivre la technique spéciale indiquée pour le genou dans le spiral du membre inférieur (voir page 48). **Il est très important** de ne pas arrêter le bandage au bas du moignon de l'épaule, mais bien de le terminer **par quelques tours de spica de l'épaule** qui vont passer dans l'aisselle du côté opposé. De la sorte, le bandage restera bien maintenu par la partie supérieure et ne sera pas exposé à glisser presque fatalement le long du bras *(fig. 27)*.

Quoique plus correct, le gantelet n'est pas absolument nécessaire pour commencer le bandage; l'on peut, après avoir glissé une petite quantité d'ouate dans les interstices digitaux, commencer les tours de spire tout près de l'extrémité des doigts rapprochés et remonter progressivement vers le poignet;

---

(1) Les tours de spire de la main n'ont pas été figurés sur le dessin afin de permettre de voir la disposition du gantelet; mais ils doivent en réalité commencer au niveau de la ligne A. B.

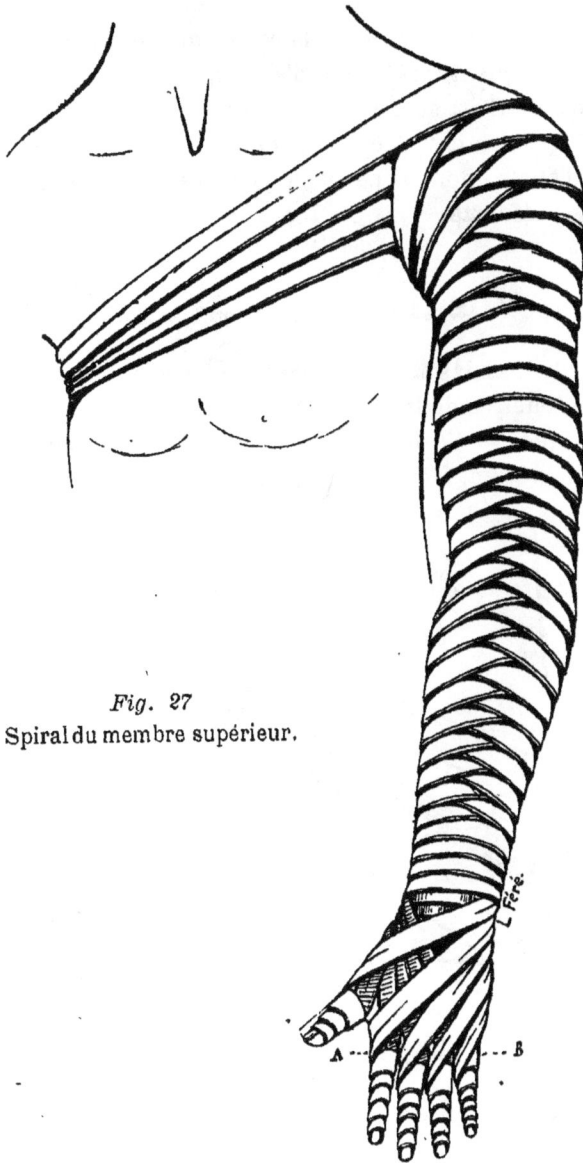

Fig. 27
Spiral du membre supérieur.

mais il est nécessaire, arrivé à la racine du pouce, de recouvrir celui-ci d'un *spiral isolé* avant d'aller plus loin.

Usages. — C'est surtout un bandage de compression ; dans ce cas, le bras devra être enveloppé, au préalable, d'une couche d'ouate, dont l'épaisseur peut varier, mais qui devra être **très uniforme.**

Spiral du pied

Pièce du bandage. — Bande de 4m50 à 5 mètres de long sur 4 centimètres de large.

Technique. — Ce bandage, qui paraît très compliqué aux débutants, devient facile et même simple, si ses règles en sont

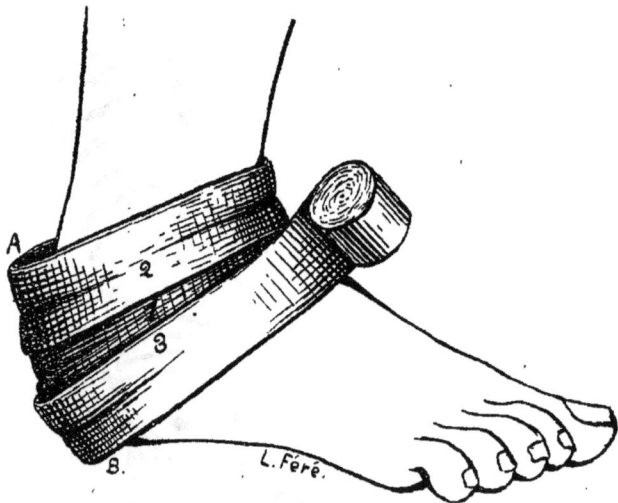

Fig. 28. — Spiral du pied (1er temps).

méthodiquement observées. Sa technique se divise essentiellement en trois temps bien distincts : 1º *Trois circulaires autour du talon et du cou-de-pied ;* 2º *Cerclage du talon ;* 3º *Enveloppement du pied et fixation au-dessus des malléoles.*

1° *Trois circulaires autour du talon et du cou-de-pied.* — L'opérateur, assis *face au malade*, place le chef initial sur la malléole qui est à sa gauche, conduit la bande sur la partie antérieure du cou-de-pied, sur la malléole opposée, le sommet du talon et finalement revient à la partie antérieure du cou-de-pied, après avoir fait en somme un tour circulaire qui embrasse le talon (1. *fig. 28)*. Faire alors un deuxième tour circulaire (2. *fig. 28)* qui, au niveau du talon, ne recouvre que le **tiers supérieur** du premier tour, de façon à laisser nettement un godet A ; décrire de même un troisième tour circulaire qui au sommet du talon ne recouvre à son tour que le **tiers inférieur** du tour primitif (3. *fig. 28)* en laissant un nouveau godet B (remarquer que les jets de bande divergent surtout au niveau du talon mais se recouvrent beaucoup plus exactement sur le cou-de-pied).

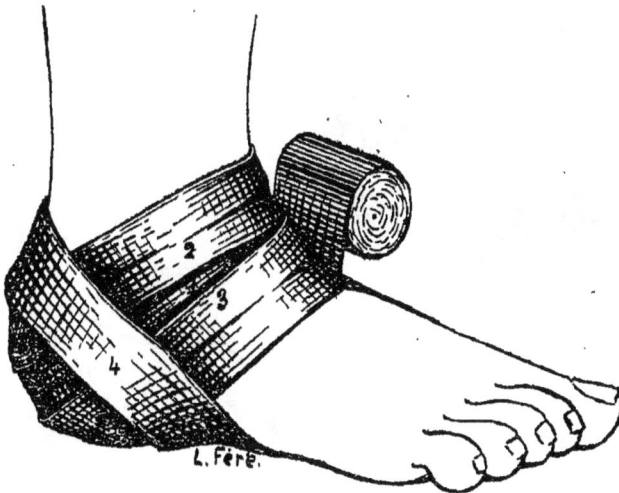

Fig. 29. — Spiral du pied (2ᵐᵉ temps).

2°. *Cerclage du talon.* — C'est le véritable écueil du bandage ; suivre pas à pas la description. Le globe ayant été ramené sur la face antérieure du cou de pied *(fig. 28)*, le conduire **sous** la malléole qui est **à la droite** de l'opérateur, puis sur le tendon d'Achille en **fermant le godet A,** sous la malléole opposée et de la **plonger** sous la plante du pied en **fermant le godet B ;** traverser la plante du pied et ressortir du côté opposé pour revenir sur la face antérieure du cou-de-pied *(fig. 29)*. Il ne reste plus qu'à faire exactement le même trajet en sens inverse: du cou-de-pied, amener le globe sous la malléole qui est **à la gauche** de l'opérateur, passer sur le tendon d'Achille, sous la malléole opposée, plonger à nouveau sous la plante du pied, la traverser, ressortir du côté opposé et ramener finalement le globe sur la face antérieure du cou-de-pied.

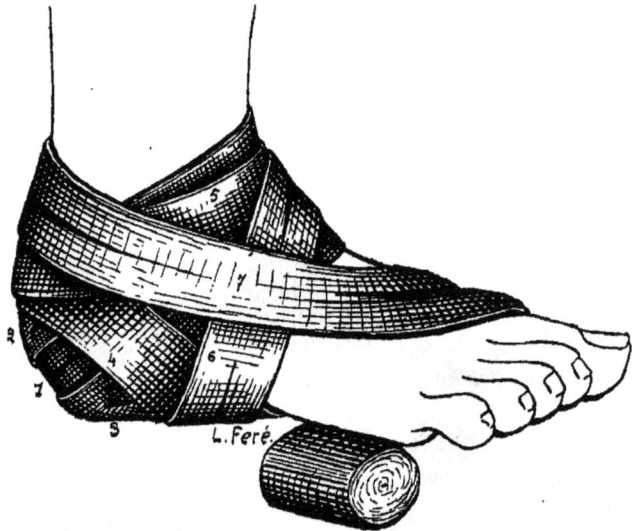

Fig. 30. — Spiral du pied (3ᵐᵉ temps).

Les deux premiers temps du bandage ont donc consisté à entourer le talon de circulaires verticaux, pour les fixer ensuite par deux tours de bande transversaux.

3° *Enveloppement du pied.* — Ce dernier temps est des

plus faciles. De la face antérieure du cou-de-pied, où la bande s'est trouvée ramenée, conduire le globe autour des malléoles pour prendre simplement un point d'appui et de là gagner immédiatement la racine des orteils en traversant en diagonale le dos du pied *(fig. 30)*. Il suffit alors de recouvrir le pied par des tours de spire dont les renversés se trouvent sur **le milieu de la face dorsale ;** lorsque le pied est recouvert, on croise avec le globe le cou-de-pied pour gagner les malléoles au-dessus desquelles l'on arrête le bandage par deux tours circulaires.

Usages. — Le spiral du pied peut être employé isolément, mais il n'est en réalité que le premier temps du bandage spiral de tout le membre inférieur, dont la grande indication est la compression ; le spiral du pied en résout la principale difficulté qui est l'enveloppement du talon.

Spiral du membre inférieur

(Bandage de THEDEN)

Pièces du bandage. — Pour le pied, bande de 4 m 50 à 5 mètres de long sur 4 cent. de large ; pour la jambe et le genou, bandes de 5 mètres de long sur 5 cent. de large ; pour la cuisse, bandes de 5 mètres long sur 7 à 8 cent. de large.

Technique. — Commencer par le *spiral du pied ;* continuer par le *bandage roulé de la jambe*, avec les renversés nécessaires. — Pour franchir le genou, appliquer simplement le *croisé antérieur du genou*, en veillant à ce que les points de croisement continuent ceux des renversés de la jambe, Le genou franchi, reprendre au niveau de la cuisse les tours de spire avec renversés, et, pour terminer, **avoir bien soin de fixer le bandage** par deux ou trois tours *de spica de* *l'aine*, afin d'empêcher les tours de bande de tomber au-dessus du genou *(fig. 31.)*

Il est une autre technique, plus compliquée mais très correcte, pour **l'enveloppement** du genou (elle peut pareillement être utilisée au coude dans le spiral du membre supérieur). Arrivé au-dessous des plateaux du tibia, faire un tour circulaire et conduire ensuite le globe obliquement dans le creux poplité ; de là (supposons qu'il s'agisse de la jambe droite) gagner le *condyle externe* du fémur, passer *au-dessus de la rotule*, redescendre, en croisant le condyle interne, dans le creux poplité où l'on *croise* l'oblique précédent. Recommencer deux tours semblables en recouvrant chaque fois la moitié supérieure du tour précédent *au-dessous de la rotule* et la moitié inférieure *au-dessus de la rotule* *(fig. 32)*. De la sorte les tours *convergent* vers la rotule qui est bientôt recouverte ; fixer le tout par un circulaire qui passe juste *au-devant*

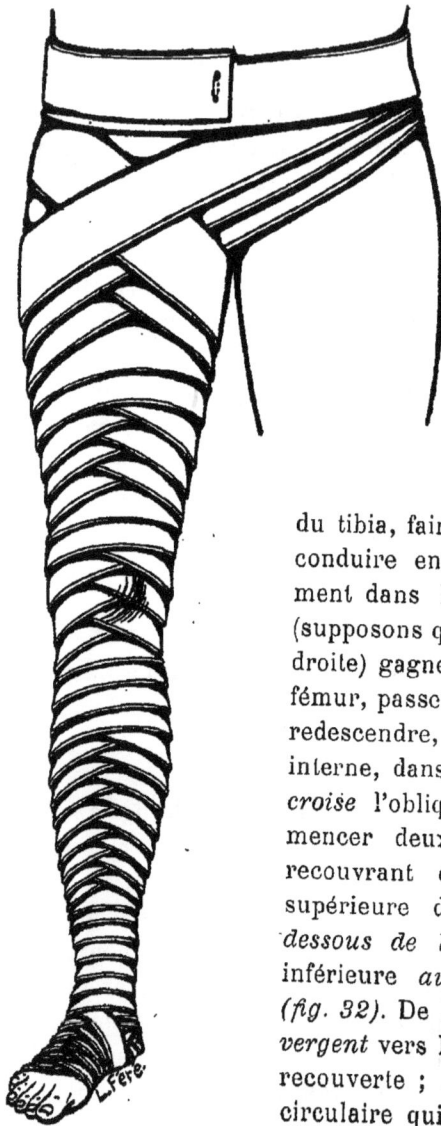

Fig. 31. — Spiral du membre inférieur.

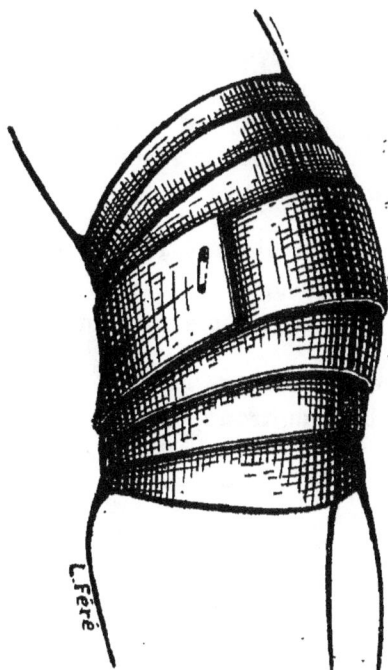

Fig. 32. — Enveloppement du genou (d'après Hoffa).

de la rotule. L'on regagne aussitôt la partie inférieure de
la cuisse pour continuer le bandage comme précédemment.

4° BANDAGES CROISÉS OU EN HUIT DE CHIFFRE

Ces bandages sont ainsi nommés en raison de la disposition

4

caractéristique en 8 de l'entrecroisement des bandes. Aux membres, la plupart ont reçu le nom de **spica** (épi de blé), les lignes de croisement rappelant assez grossièrement la disposition de l'épi. Les spicas sont *ascendants* ou *descendants* suivant qu'ils se dirigent vers la racine du membre (c'est la règle) ou s'en éloignent (c'est l'exception).

Les bandages croisés sont tous d'excellents et de très solides bandages ; ils forment la classe la plus nombreuse et aussi la plus employée dans la pratique journalière.

J'étudierai successivement les bandages croisés de la **tête,** du **membre supérieur,** du **tronc,** du **membre inférieur.**

CROISÉS DE LA TÊTE

Monocle (1)

Pièce du bandage. — Bande de 4 à 5 mètres de long sur 4 centimètres de large.

Technique. — **Œil gauche.** — Placer le chef initial au-dessus de l'oreille droite et faire une ou deux circulaires allant de gauche à droite. Le globe de la bande étant ramené au milieu du front, le diriger obliquement en bas sur l'œil malade,

---

(1) **Dans les bandages de la tête, ne jamais passer sur les oreilles avec la bande, à moins de les protéger d'une couche d'ouate.**

Ne jamais appliquer un bandage des yeux que si la cavité orbitaire est comblée par un tampon d'ouate ou un pansement.

devant et sous l'oreille du même côté ; puis, en croisant
l'occiput, remonter sur la région temporale du côté sain, A ce
niveau, faire décrire à la bande une **légère courbe** *(fig. 33)* à
convexité supérieure, de façon à ne recouvrir que le **bord
supérieur** du premier circulaire ; descendre ensuite devant

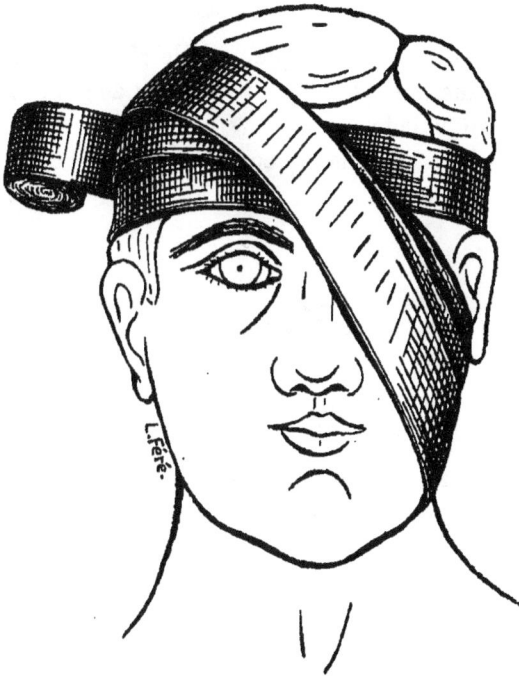

Fig. 33. — Monocle.

l'œil malade, mais ici en recouvrant le **bord inférieur** du jet
de bande précédent. Remonter à nouveau derrière l'occiput,
gagner l'oreille saine et décrire encore un ou deux tours semblables, en ayant bien soin de toujours observer que : 1° **sur
la région temporale du côté sain, les circonvolutions
s'étagent graduellement en arc-de-cercle en remontant ;**

2o **devant l'œil malade, les jets de bande vont en descendant,** c'est-à-dire **de l'oreille vers le nez.** Cette technique diffère assez sensiblement de celle reproduite généralement dans les manuels spéciaux : elle est cependant la seule logique, car, outre qu'elle donne un *bandage très solide,* **elle décrit réellement le huit de chiffre** qui est la base de la méthode des bandages croisés.

Œil droit. — Il suffit simplement de placer le chef initial sur l'oreille gauche et de dérouler la bande de gauche à droite (par rapport au malade.)

Usages. — Pansements et compression de l'œil et de la région avoisinante.

Binocle

Pièce du bandage. — Bande de 6 à 8 mètres de long sur 4 cent. de large.

Technique. — Commencer exactement comme s'il s'agissait du monocle de l'œil gauche. Lorsque le globe de la bande est arrivé sous l'oreille gauche, *ne pas suivre la tentation* de l'amener immédiatement sous l'oreille droite en traversant la nuque. **Il faut au contraire** remonter obliquement sur l'occiput pour gagner la région temporale droite, **au-dessus de l'oreille droite ;** de là, gagner le front, passer au-dessus de l'oreille gauche et **redescendre alors** seulement derrière l'occiput en croisant le jet précédent pour arriver **sous l'oreille droite** et remonter devant l'œil droit (près de l'oreille) jusqu'au milieu de la région frontale. Décrire alors un circulaire complet pour revenir au même point et recommencer pareillement en redescendant devant l'œil gauche, etc., etc. Terminer par un ou deux circulaires horizontaux *(fig. 34.)*

Comme dans le monocle, les jets de bande s'étagent **en**

remontant sur les régions temporales et se recouvrent au contraire **en descendant** devant les deux yeux (de l'oreille vers le nez.)

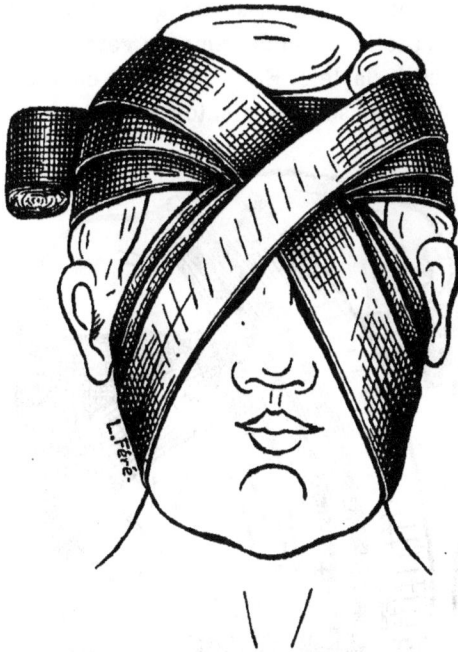

Fig. 34. — Binocle.

Usages. — Pansements et compression des deux yeux et des régions avoisinantes.

Chevestre simple

Pièce du bandage. — Bande de 5 mètres de long sur 4 centimètres de large.

Technique. — **Côté gauche de la face.** — Commencer par un ou deux circulaires horizontaux menés autour de la tête de

droite à gauche (par rapport au malade) et conduire le globe de
la bande derrière la nuque, puis sous l'oreille droite ; de là,
longer d'abord le bord inférieur du maxillaire, puis passer
sous le menton pour venir ressortir au niveau de l'oreille
gauche **devant laquelle** la bande remonte **verticalement** pour
gagner le sommet de la tête. Elle redescend ensuite **derrière**
l'oreille droite, repasse sous le menton comme une sangle et

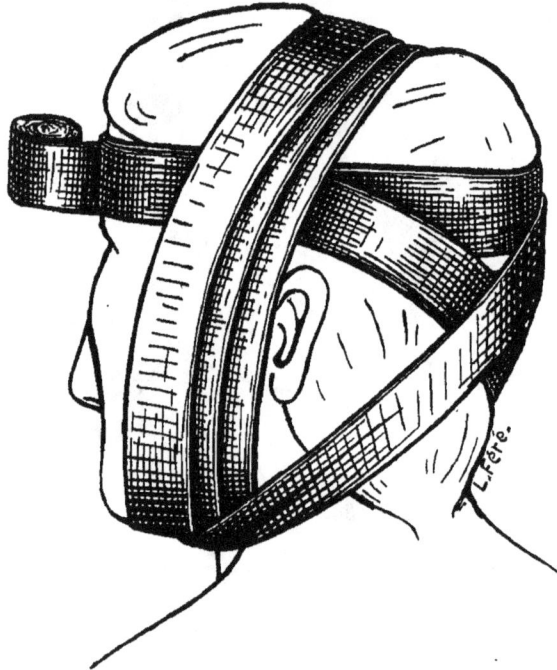

Fig. 35. — Chevestre simple.

vient remonter à nouveau devant l'oreille gauche en recouvrant le bord antérieur du tour précédent *(fig. 35)*. Faire ainsi
trois ou quatre tours verticaux ; pour terminer, l'on peut faire
un renversé sur la tempe droite ou gauche et fixer par un ou

deux circulaires; mais il est préférable, au lieu de remonter devant l'oreille gauche, de faire passer le globe **sous l'angle gauche** de la mâchoire, derrière l'oreille gauche, et de remonter obliquement derrière la nuque pour aller terminer par deux circulaires horizontaux. Veiller à ne pas trop gêner le jeu de la mâchoire inférieure.

S'il s'agissait du **côté droit de la face,** il suffirait de commencer les tours circulaires horizontaux en dirigeant la bande de *gauche à droite* (par rapport au malade).

Usages. — Bandage *des plus pratiques* pour maintenir un pansement sur l'un des côtés de la face; il est aussi employé dans certains cas pour maintenir les fractures de la mâchoire inférieure (médiocre).

Croisé de la tête
et de la mâchoire inférieure

Pièce du bandage. — Bande de 5 à 6 mètres, large de 4 à 5 centimètres.

Technique. — Commencer par un ou deux circulaires horizontaux autour de la tête; puis, arrivé à une région temporale, faire un renvrsé **que l'on maintient momentanément** avec l'index ou le pouce de la main gauche. La main droite conduit alors le globe dont la direction est devenue verticale, sur la joue, le menton, la joue opposée, la région temporale, le sommet de la tête, pour venir enfin passer après un tour vertical complet sur le renversé précédent qui se trouve recouvert et **par là même fixé.** Le globe descend encore sur la joue, passe sous le menton, mais s'arrête à la région temporale opposée : à ce niveau, **exécuter un nouveau renversé** qui rend cette fois à la bande la direction horizontale *(fig. 36).* Faire un circulaire complet autour de la tête pour venir,

comme précédemment, recouvrir et fixer le dernier renversé
et gagner ensuite la région temporale opposée. Là, nouveau

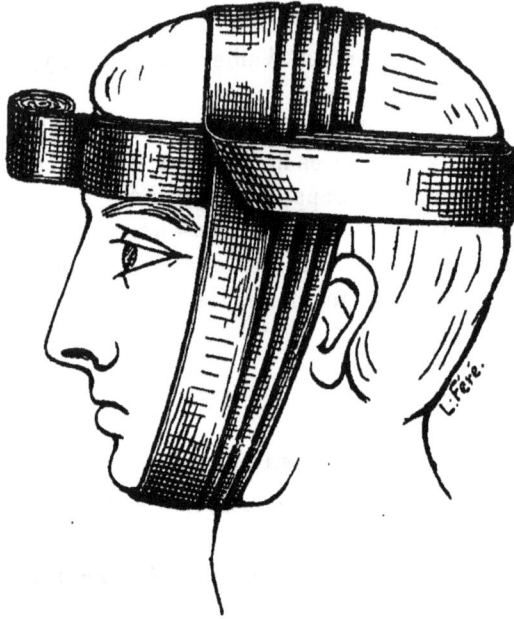

Fig. 36. — Croisé de la tête et de la mâchoire inférieure.

renversé qui rend la bande verticale, et ainsi de suite jusqu'à
épuisement de la bande, en faisant au moyen des renversés,
tantôt **un tour et demi vertical,** tantôt **un tour et demi horizontal.** Les jets de bande se recouvrent en divergeant de
l'oreille vers le nez. Terminer par deux circulaires horizontaux.

Usages. — Maintient les pansements sur la tête, le front, le
menton, la région temporale ; a pour lui l'avantage d'une
grande solidité. Veiller à ne pas trop gêner le jeu de la
mâchoire inférieure.

CROISÉS DU MEMBRE SUPÉRIEUR

Spica du Pouce.

Pièce du bandage. — Bande de 1m50 à 2 mètres sur 2 centimètres de large.

Technique. — Commencer par un ou deux circulaires au niveau du poignet. S'il s'agit de la **main droite,** amener le globe au niveau de la région **cubitale** du poignet et traverser en diagonale le dos de la main pour gagner le bord externe de l'extrémité du pouce, puis sa face palmaire et son bord interne, de façon à ressortir sur sa face dorsale où l'on croise le jet précédent. Revenir au poignet, faire un **demi-circulaire**, et recommencer de même les croisés sur le pouce, la bande étant ramenée au poignet **après chaque croisé.** Terminer par un ou deux circulaires autour du poignet *(fig. 37).*

S'il s'agit au contraire de la **main gauche,** amener le globe de la bande, après les circulaires du début, sur le côté **radial** du poignet, et de là directement sur le côté interne du pouce, puis sur sa face palmaire et son bord externe *(fig. 37).* Continuer alors comme précédemment.

Fig. 37. — Spica du pouce.

Usages. — Maintient les pansements du pouce ; peut servir à la compression locale.

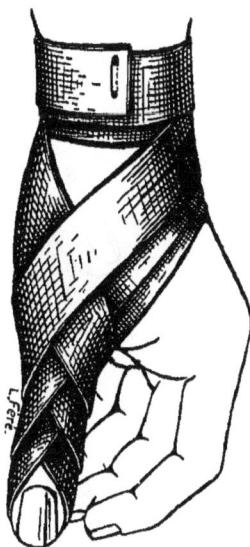

Croisé du poignet et de la main

Pièce du bandage. — Bande de 2 mètres, large de 3 ou 4 centimètres.

Technique. — Un ou deux circulaires autour du poignet pour fixer le chef initial. Amener le globe sur le côté du poignet qui est à *la gauche* de l'opérateur; de là traverser en diagonale la face dorsale de la main pour gagner la racine des

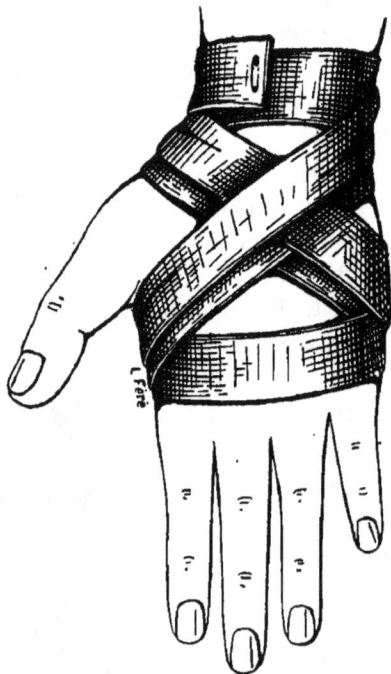

Fig. 38. — Croisé du poignet et de la main.

doigts que l'on entoure d'un **circulaire complet** (analogue au bandage de l'étrier). La bande va ressortir entre le pouce et l'index, traverse à nouveau la face dorsale de la main en croisant le jet précédent, retourne au poignet qu'elle enveloppe d'un *demi-circulaire* et revient au point de départ (côté du poignet à gauche de l'opérateur). Refaire de même un ou deux croisés semblables et terminer par un ou deux circulaires autour du poignet *(fig. 38)*.

Usages. — Bandage pratique pour les pansements du dos de la main; peut servir à la contention du poignet après un traumatisme.

Croisé du coude

Pièce du bandage. — Bande de 3 mètres sur 5 centimètres de large.

Technique. — Fléchir le bras légèrement; faire un ou deux circulaires *au-dessous* du coude, traverser en diagonale la face antérieure du pli du coude et gagner, *au-dessus* de l'articulation, la face du bras qui est *à la droite* de l'opérateur. Entourer le bras d'un *circulaire complet* et amener le globe de la bande au niveau de la face du bras qui est *à la gauche* de l'opérateur; traverser alors le pli du coude en croisant le jet précédent, faire un demi-circulaire sur la face postérieure du bras et revenir au point de départ. Continuer les croisés comme précédemment, mais **sans nouveau circulaire complet,** sauf le circulaire terminal qui est fixé au-

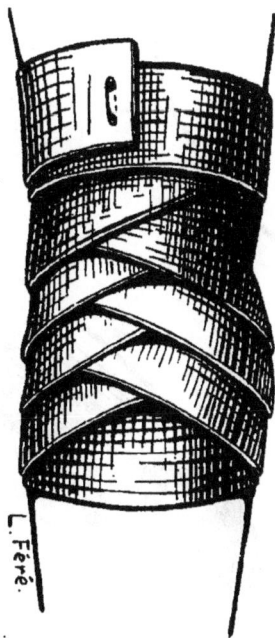

Fig. 39. — Croisé du coude.

dessus du coude. Cette description s'applique au **croisé antérieur** du coude *(fig. 39)*; le **croisé postérieur** reconnaît la même technique, mais l'opérateur se place vis-à-vis de la région postérieure du coude.

Usages. — C'est le bandage classique *après la saignée.* Maintient les pansements sur la région et peut servir à la contention de l'articulation.

Spica de l'épaule.

Pièce du bandage. — Bande de 8 mètres, large de 5 centimètres.

Technique. — Placer le chef initial au niveau de la partie

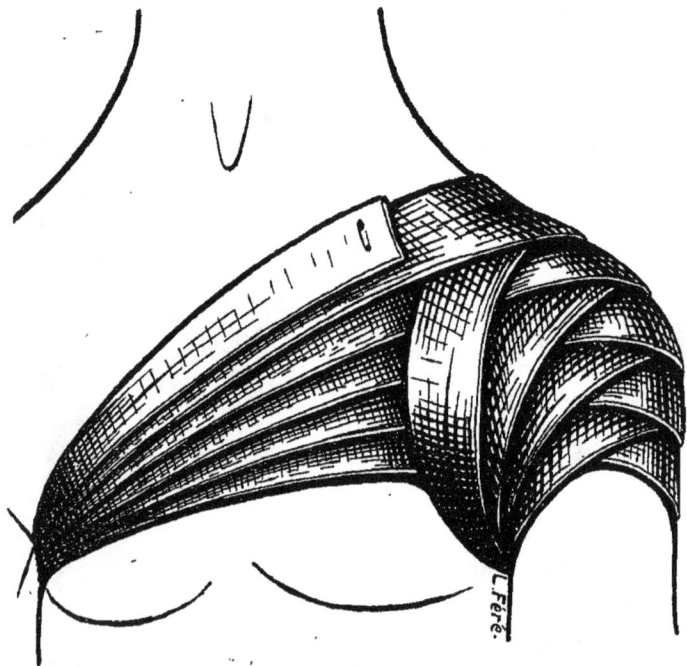

Fig. 40. — Spica de l'épaule.

moyenne de la clavicule ; de là, **descendre en diagonale sur le moignon de l'épaule,** obliquement en bas et en dehors, de **façon à gagner au moins son tiers inférieur et non pas,** comme il est ordinairement décrit, sa partie supérieure ; c'est le seul moyen de recouvrir complètement et correctement l'épaule. Contourner alors entièrement d'arrière en avant le moignon, de façon à revenir croiser sur sa partie externe le jet précédent, et gagner ensuite l'aisselle saine en traversant le dos. Ressortir en avant, traverser la poitrine en diagonale et revenir finalement sur la partie antérieure et interne du moignon de l'épaule. Le contourner à nouveau en arrière et parcourir à quatre ou cinq reprises le même chemin. en ayant soin que, **aussi bien sur le moignon de l'épaule que sur la poitrine,** les tours de bande s'étagent **en remontant** *(fig. 40).* Fixer le bandage sur la poitrine.

De même que pour l'oblique du cou et de l'aisselle, il est indiqué, au préalable, de saupoudrer l'aisselle d'une poudre inerte et d'y placer même une légère couche d'ouate.

Usages. — Bandage remarquablement solide et pratique pour les pansements de l'épaule ou la contention à ce niveau.

Croisé du cou et de l'aisselle

Pièce du bandage. — Bande de 4 mètres sur 5 centimètres de large.

Technique. — Mettre, au préalable, dans l'aisselle un peu de poudre de talc ou d'oxyde de zinc. Placer le chef initial sur la clavicule et diriger le globe vers le moignon de l'épaule dont il contourne en arrière la partie supérieure pour ressortir en avant après être passé sous l'aisselle. Croiser alors sur l'épaule le chef initial, se diriger derrière le cou que l'on contourne pour ressortir en avant et venir finalement sur la partie moyenne de la clavicule, au point de départ, terminer un premier huit de chiffre. Il suffit de refaire trois ou quatre fois le même chemin, mais en ayant bien soin que les tours

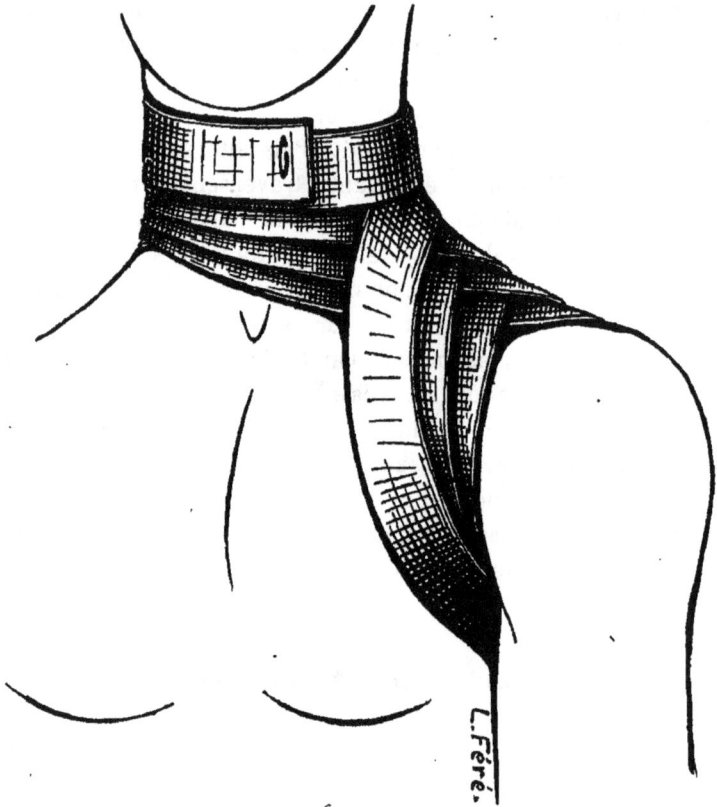

Fig. 41. — Croisé du cou et de l'aisselle.

s'étagent **en remontant**, chaque nouveau tour recouvrant la moitié ou le tiers **supérieur** du tour précédent *(fig. 41)*. Fixer le bandage en avant.

Usages. — Maintient les pansements sur l'épaule ; peut aussi exercer une compression localisée à ce niveau.

CROISÉS DU TRONC

Huit antérieur des épaules
Étoile de la poitrine

Pièce du bandage. — Bande de 8 mètres sur une largeur de 6 centimètres.

Technique. — Faire un ou deux circulaires de la poitrine

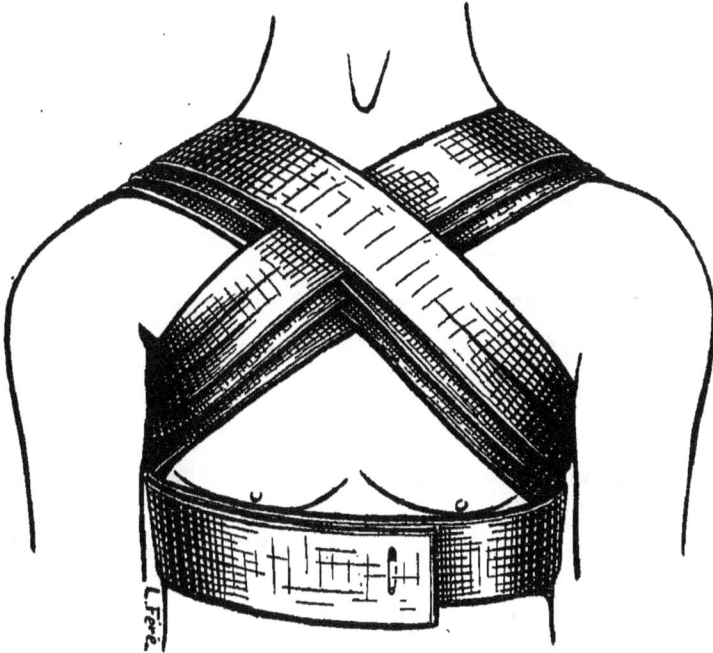

Fig. 42. — Étoile de la poitrine.

au-dessous de la ligne mamelonnaire et ramener le globe dans l'aisselle droite. De là, le conduire **obliquement** en avant du thorax, puis sur l'épaule gauche que l'on contourne entièrement *en arrière* pour passer dans le creux de l'aisselle et ressortir en ayant. Remonter alors en diagonale sur le devant de la poitrine, en croisant **en son milieu** le jet précédent pour gagner l'épaule droite, la contourner en arrière, passer sous l'aisselle et remonter à nouveau obliquement sur la poitrine pour continuer comme précédemment durant trois ou quatre tours *(fig. 42)*. Fixer le bandage en avant.

Il est très important, au premier tour, que, au niveau de chaque épaule : 1º la bande passe en haut, **le plus bas possible** près du moignon ; 2º qu'elle passe, sous l'aisselle, non pas appliquée contre le sommet de l'aisselle mais bien contre sa paroi thoracique. Cette disposition est nécessaire afin de permettre aux tours successifs de **s'étager en remontant vers le cou,** aussi bien sur l'épaule que sur la poitrine.

Usages. — Bandage très pratique pour maintenir un pansement sur la partie antérieure de la poitrine ; il attire aussi les épaules en avant.

Huit postérieur des épaules
Étoile du dos

Pièce du bandage. — Bande de 7 mètres sur 6 centimètres de large.

Technique. — Pour « amorcer » le bandage faire *un tour circulaire* (dirigé d'avant en arrière) autour de l'**épaule gauche,** et ramener le globe **sur l'épaule** ; de là, traverser le dos en diagonale pour gagner l'aisselle droite, contourner l'épaule de bas en haut et regagner, en passant sur l'épaule droite, la région dorsale où l'on croise, en son milieu, le jet précédent, pour revenir finalement sous l'aisselle gauche et sur l'épaule gauche, point de départ ; continuer alors en faisant autour des deux épaules exactement les mêmes « *huit de chiffre* » que dans le bandage précédent. Même recommandation pour le premier tour : le placer **bas sur l'épaule** et **bas sous l'aisselle** afin de pouvoir étager les tours **en remontant vers le cou** *(fig. 43).*

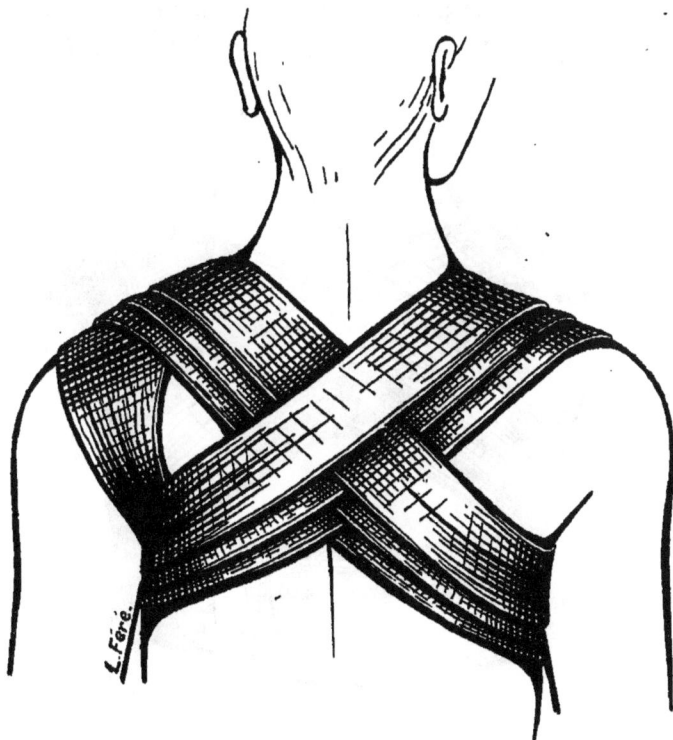

Fig. 43. — Étoile du dos.

Usages. — Maintient les pansements de la région dorsale ; rapproche les épaules en arrière et les écarte par conséquent en avant.

Étoile de la poitrine et du dos

Pièce du bandage. — Bande de 10 à 12 mètres sur 6 à 7 centimètres de large.

Technique. — N'est compliqué qu'en apparence ; suivre pas
à pas la description. Faire un ou deux circulaires horizontaux
au-dessous de la ligne sous-mamelonnaire et ramener le globe
dans l'*aisselle droite ;* de là, traverser obliquement la poitrine
pour gagner l'épaule gauche, *tout près du moignon de l'épaule.*
Contourner l'épaule en arrière, sortir *bas sous l'aisselle,*

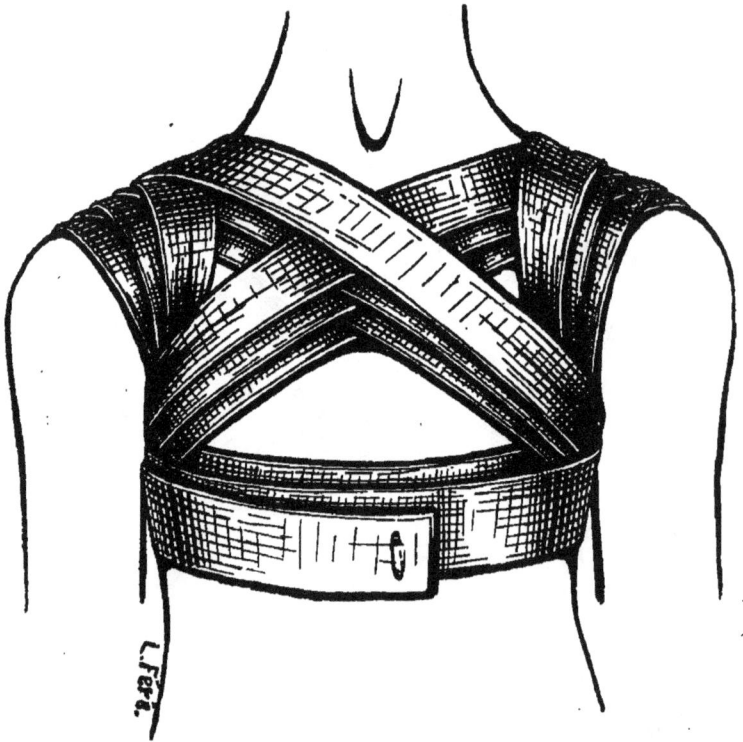

Fig. 44. — Étoile de la poitrine et du dos.

traverser à nouveau obliquement la poitrine (en croisant *en
son milieu* le jet de bande précédent) et arriver à l'épaule
droite que l'on contourne **entièrement** (bas sur l'épaule, bas
sous l'aisselle) pour gagner le dos. Celui-ci est traversé oblique-

ment par la bande qui gagne le creux de l'aisselle gauche,
remonte devant et sur l'épaule gauche, et descend dans le dos
en croisant sur la colonne vertébrale le jet précédent, pour
gagner finalement l'aisselle droite. Le globe est donc revenu
au point de départ ; il suffit de faire encore de même deux ou
trois tours complets avec, dans chaque tour, les quatre croisements des épaules, de la poitrine et du dos *(fig. 44)*. Les tours
de bande s'étagent toujours **en remontant vers le cou.**
Terminer par un circulaire.

Usages. — Cet excellent bandage est de la plus grande
utilité pour maintenir les pansements de l'épaule et du thorax.

Croisé simple d'un sein

Pièce du bandage. — Bande de 8 à 10 mètres sur 6 centimètres de large.

Technique. — Qu'il s'agisse de croisé simple ou double,
il est capital, dans les bandages et pansements du sein, de ne
procéder à leur application qu'après **avoir soulevé le sein**
au préalable. Le bandage ne doit jamais (à moins d'indications
très spéciales et certainement très rares) comprimer directement le sein contre le thorax, mais bien au contraire, **le**
soulever ou soutenir d'abord pour le comprimer ou maintenir
ensuite, si besoin est, contre la **partie supérieure** de la
poitrine.

Commencer **(sein droit)** par un circulaire autour de la
poitrine et amener le globe sur la partie latérale droite du
thorax. De là, conduire la bande sous le sein droit en contournant sa base, pour gagner l'épaule gauche (près du
moignon), descendre derrière le dos, passer sous la région
axillaire droite et faire un circulaire complet pour revenir au
point de départ sur la partie latérale droite du thorax. Con-

tinuer de même en recouvrant le sein par des tours ascendants.
Terminer par un circulaire autour du thorax *(fig. 45)*.

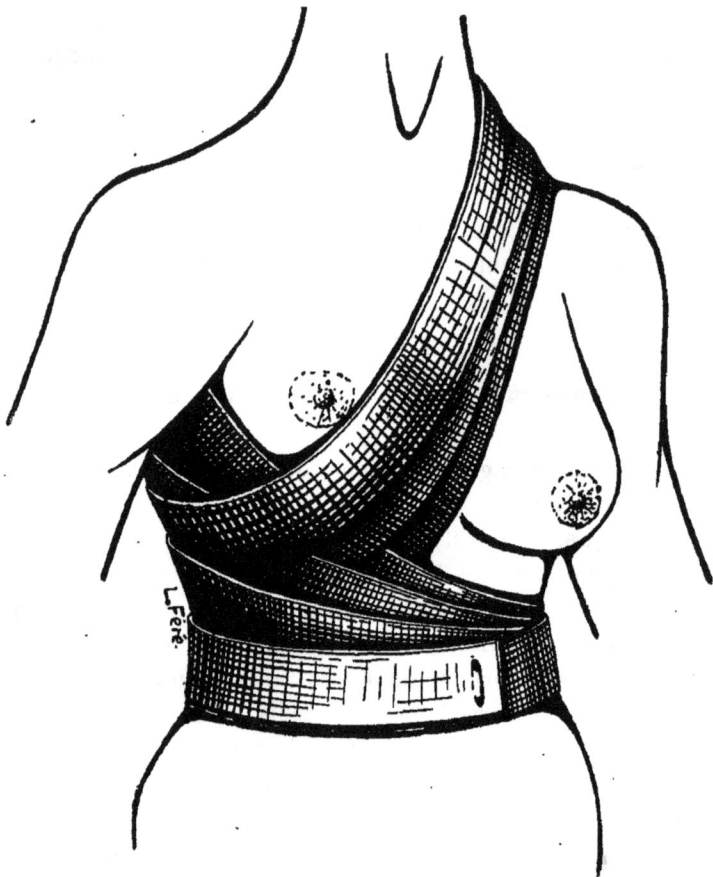

Fig. 45. — Croisé simple d'un sein,

Les jets de bande qui, venant du dos, passent sous l'aisselle
droite, doivent être dirigés **très obliquement en bas et en
avant,** afin d'effectuer avec les jets ascendants un entrecroisement très correct. Le premier tour de bande descendant doit

donc être **le plus élevé sous l'aisselle**; les autres s'étagent **en descendant,** au contraire des tours antérieurs qui sont **ascendants.**

S'il s'agissait du **sein gauche,** faire un circulaire, conduire la bande sous le sein gauche, passer sous l'aisselle gauche, remonter derrière le dos pour gagner l'épaule droite, descendre obliquement en avant de la poitrine pour venir croiser sous le sein le jet précédent, faire un circulaire et recommencer de même.

Usages. — Maintient les pansements du sein; très employé pour la contention et la compression (auquel cas recouvrir le sein d'une épaisse couche de ouate).

Croisé double des seins

Pièce du bandage. — Bande de 10 à 12 mètres, large de 6 centimètres.

Technique. — Commencer exactement comme s'il s'agissait du sein droit; mais au lieu de commencer le second tour ascendant, conduire horizontalement la bande sous le sein droit, puis sous le sein gauche qu'elle contourne à sa partie inférieure pour gagner l'aisselle gauche, remonter obliquement dans le dos, passer sur l'épaule droite, descendre obliquement en avant de la poitrine pour croiser le jet précédent sous le sein gauche et faire un circulaire pour revenir à la partie latérale droite du thorax. Faire alors le second tour du sein droit, puis passer au second tour du sein gauche, et ainsi de suite, en recouvrant alternativement chacun des deux seins. Terminer par un circulaire *(fig. 46).*

Observer pour les croisements et la direction des bandes sous l'aisselle et le sein les mêmes préceptes que pour le croisé simple.

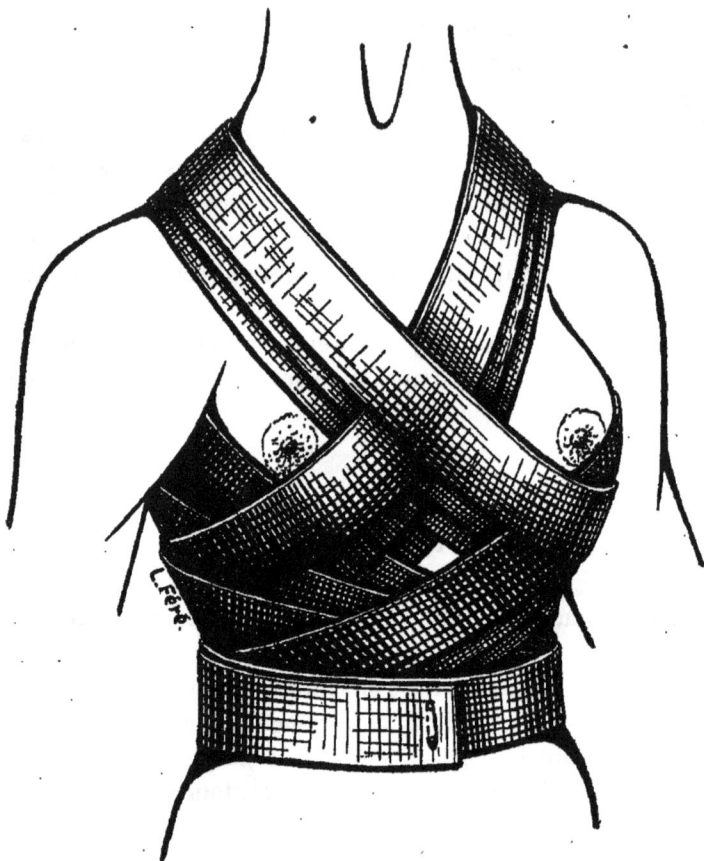

Fig. 46. — Croisé double des seins.

Usages. — Le croisé est surtout un bandage compressif ; il maintient aussi les topiques et les pansements.

Bandages de Velpeau
et de Dulles

L'indication de soutenir le membre supérieur en l'appliquant contre le thorax se présente fréquemment dans la pratique chirurgicale (fractures de la clavicule, immobilisation du membre après les interventions sur le sein, etc., etc.); j'ai donc cru utile de décrire **les bandages de Velpeau et de Dulles,** qui peuvent rendre les plus grands services dans la pratique journalière.

Pièce du bandage. — Bande de 10 mètres (Velpeau), à 12 mètres (Dulles); large de 6 à 7 centimètres.

Technique. — Bandage de Velpeau. — Le bras fléchi est appliqué au devant de la poitrine, la main devant l'épaule

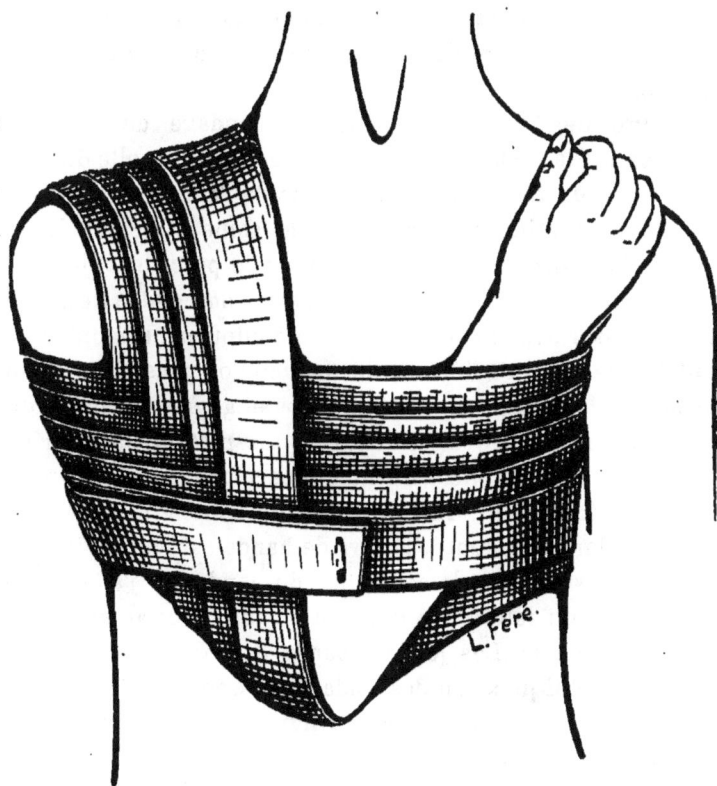

Fig. 47. — Bandage de Velpeau.

saine. — Faire un circulaire qui passe à peu près *au niveau de la partie moyenne du bras* et amener le globe de la bande sous l'aisselle saine ; remonter obliquement derrière le dos pour gagner l'épaule malade, passer au-dessus **très en dehors** et redescendre le long de la face d'abord externe puis postérieure du bras pour passer sous le coude et même **presque derrière le coude.** Gagner alors l'aisselle saine en longeant l'avant-bras et faire un circulaire entier autour du thorax pour revenir au point de départ ; de là, remonter obliquement dans le dos sur l'épaule malade et continuer comme précédemment. Les jets de bande **verticaux vont de l'épaule vers le cou** et les jets de bande **circulaires vont en descendant vers le coude** *(fig. 47)*.

Bandage de Dulles. — C'est le bandage de Velpeau « renforcé ». Placer le globe de la bande dans l'aisselle du côté sain et faire un tour oblique du cou et de l'aisselle pour fixer la bande. Ceci fait, partir de l'aisselle saine et remonter *en avant de la poitrine* (sur le tour de bande précédent) jusqu'à l'épaule du côté malade ; passer au-dessus, descendre **derrière le bras,** passer sous le coude que l'on contourne, remonter **en avant du bras** jusqu'à l'épaule sur laquelle on passe à nouveau pour descendre obliquement dans le dos et gagner l'aisselle du côté sain. Faire alors un *circulaire complet* de la poitrine pour revenir à l'aisselle d'où l'on repart pour recommencer comme précédemment. Terminer circulairement. *(fig. 48)*.

La façon dont s'étagent les tours de bande est ici très importante pour la solidité et la correction du bandage ; j'ai apporté une légère modification à la description de Dulles au sujet des croisés de l'épaule. Les jets de bande devront donc s'étager ainsi : 1º **les obliques,** en descendant **du cou vers le coude ;** **les verticaux,** en allant **de la poitrine vers le bras ;** 3º **les circulaires** du thorax, en remontant **du coude vers le cou.**

Usages. — Les bandages de Velpeau et de Dulles remplissent les mêmes indications, qui sont de soutenir et de

maintenir le bras fléchi et appliqué contre le thorax. Ce sont
des bandages très pratiques et en même temps *très solides* qui

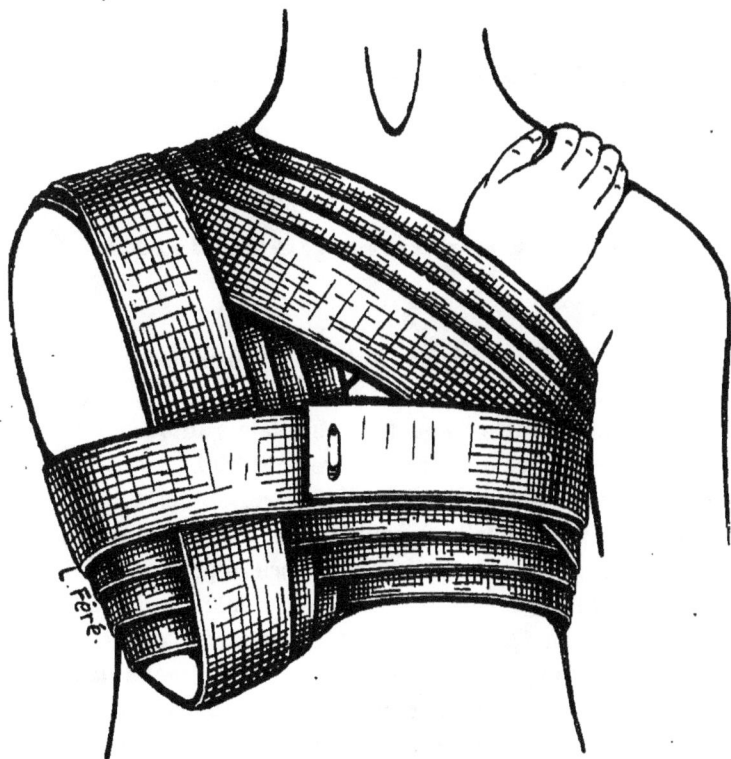

Fig. 48. — Bandage de Dulles.

ne diffèrent que par une question de degré, le Dulles étant
plus robuste que le Velpeau.

CROISÉS DU MEMBRE INFÉRIEUR

Spica simple de l'aine

Pièce du bandage. — Bande de 8 à 10 mètres, large de 6 à 7 centimètres.

Technique. — Faire un ou deux circulaires autour du bassin *au-dessus* des crètes iliaques et amener le globe *au niveau de la crète iliaque droite*. De la (**cuisse droite**), descendre obliquement en avant de l'aine jusqu'au **tiers supérieur et interne** de la cuisse que l'on contourne en arrière pour ressortir au même point du *côté externe* du membre; remonter obliquement en haut sur la face antérieure de la cuisse et de l'aine de façon à croiser le jet précédent et gagner *la crète iliaque gauche ;* **ne pas faire** un circulaire complet du bassin, **mais seulement un demi-circulaire** dans la région lombaire qui amène la bande sur l'épine iliaque antérieure et supérieure droite, point de départ. Recommencer comme précédemment; terminer par un circulaire autour du bassin *(fig. 49)*.

S'il s'agissait de la **cuisse gauche**, conduire le globe de la crète iliaque droite **sur le côté externe** de la cuisse gauche après avoir croisé en diagonale la région hypogastrique; contourner la cuisse de *dehors en dedans* et suivre la même technique que pour la cuisse droite.

Les croisés doivent se faire très régulièrement sur le milieu de la région antérieure de la cuisse et du pli de l'aine.

Usages. — Le spica de l'aine est un bandage classique par excellence ; il est d'une *remarquable solidité* et sert à main-

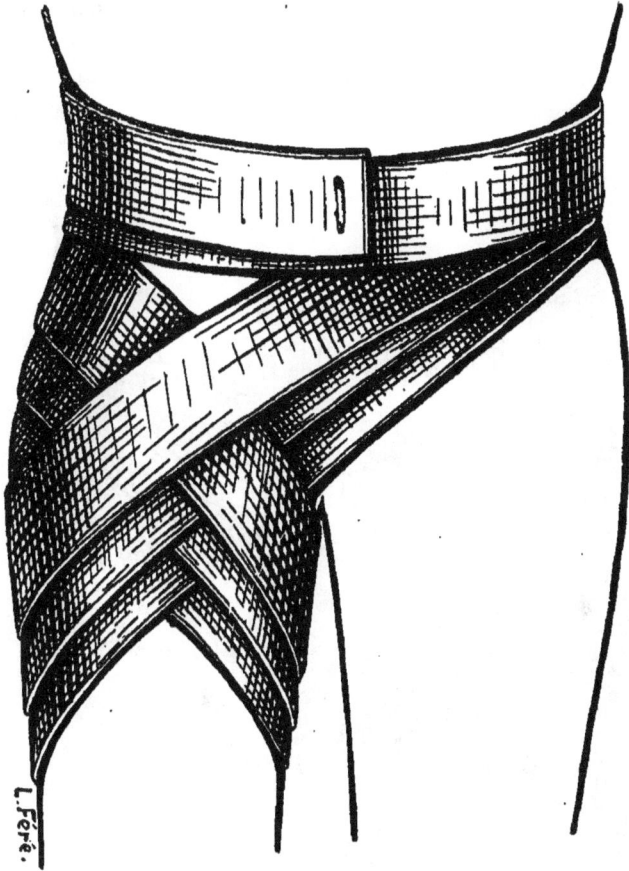

Fig. 49. — Spica simple de l'aine.

tenir les pansements de l'aine et de la partie supérieure de la cuisse, ou encore à exercer une compression à ce niveau.

Spica double de l'aine

Pièce du bandage. — Bande de 12 mètres, large de 7 centimètres.

Technique. — Commencer par deux circulaires du bassin ; puis, partant de la crête iliaque droite, traverser la région

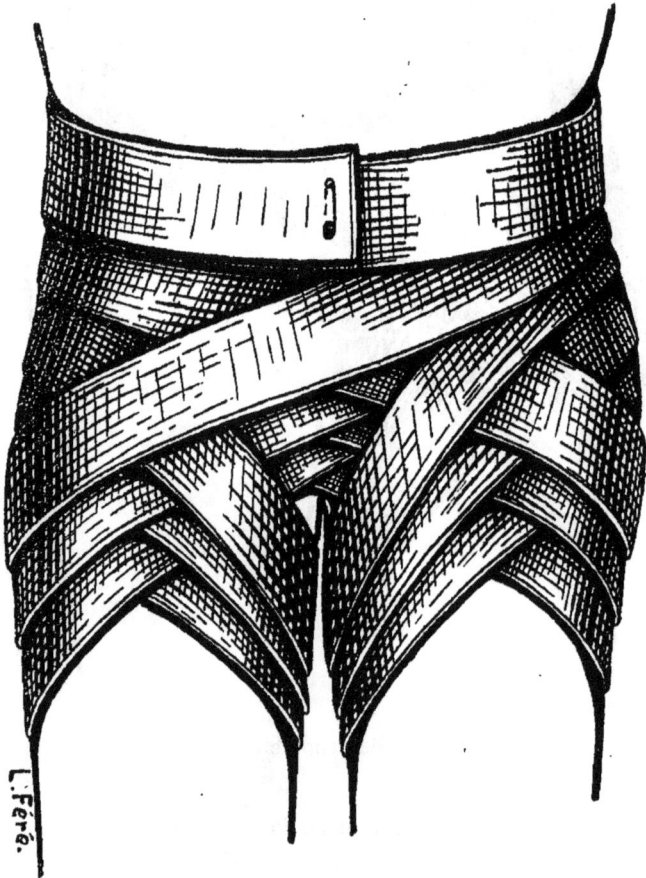

Fig. 50. — Spica double de l'aine.

hypogastrique et venir **à la partie externe de la cuisse gauche** (tiers supérieur) que l'on contourne ensuite en recouvrant sa face postérieure, puis sa face latérale interne pour venir, en remontant, croiser sur le pli inguinal le jet précédent. Gagner la crête iliaque gauche, puis la région lombaire et la crête iliaque droite pour descendre sur le pli inguinal droit, atteindre la face interne de la cuisse droite, puis sa face postérieure, ressortir sur sa face externe et croiser le jet précédent sur la région inguinale. De là, traverser obliquement la région hypogastrique pour arriver à la crête iliaque gauche, contourner la région lombaire et aboutir à nouveau à la crête iliaque droite qui est le point de départ. Recommencer plusieurs fois comme précédemment *(fig. 50)*.

En somme, le spica double de l'aine n'est qu'une alternance des deux spicas simples droit et gauche, **mais en commençant par la cuisse gauche.**

Après chaque tour de spica de *la cuisse gauche*, l'on pourrait faire un circulaire et demi du bassin; mais il serait une surcharge inutile, les tours successifs se maintenant suffisamment par eux-mêmes.

Usages. — Les mêmes que pour le spica simple, les deux membres étant cette fois intéressés.

Croisé du genou

Pièce du bandage. — Bande de 4 mètres sur 5 centimètres de large.

Technique. — Commencer par deux circulaires *au-dessous* du genou; puis remonter obliquement en avant du genou (en suivant le bord inférieur de la rotule) pour gagner le côté de la partie inférieure de la cuisse qui est *à la droite* de l'opérateur; décrire un circulaire complet *au-dessus* du genou et ramener la bande sur le côté de la partie inférieure de la cuisse qui est à *la gauche* de l'opérateur. De la redescendre obliquement sur le genou en croisant le jet précédent, traverser le creux poplité et revenir au point de départ primitif. Remonter immédiatement en oblique sur le genou et décrire encore 3 ou 4 huit de chiffre qui se recouvrent *en remontant* dans leur moitié supérieure, **mais sans faire de nouveaux circulaires,** sauf pour terminer le bandage (au-dessus du genou) (*fig. 51*).

Je viens de décrire le **croisé antérieur.** Si l'on voulait appliquer le **croisé postérieur,** il suffirait simplement de faire tourner le malade afin d'avoir en face le creux poplité, et d'appliquer la même technique.

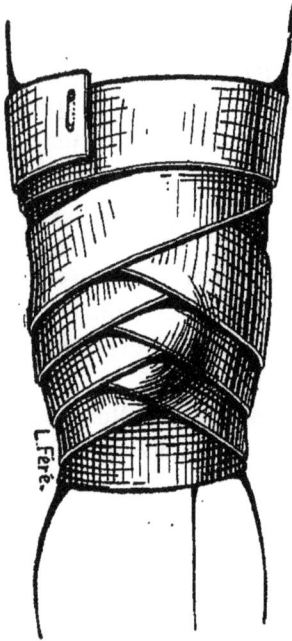

Fig. 51. — Croisé du genou.

Usages. — Bandage solide et pratique qui maintient bien des pansements et peut faire très utilement de la compression.

Étrier

Pièce du bandage. — Bande de 2 m. 50 à 3 mètres, large de 4 à 5 centimètres.

Technique. — C'est le croisé du cou-de-pied. Faire un ou deux circulaires au-dessus des malléoles et descendre obliquement sur le dos du pied jusqu'au milieu du bord qui est à la droite de l'opérateur. Là, faire un circulaire complet **(c'est l'étrier)** autour du pied et ramener le globe sur le milieu du bord qui est à la *gauche* de l'opérateur. Remonter alors sur le dos du pied en croisant le jet oblique précédent, passer derrière la partie postérieure de la jambe et refaire pareillement un ou deux huit de chiffre, **mais sans nouveau circulaire,** sauf le circulaire terminal au-dessus des malléoles *(fig. 52)*.

Usages. — Très employé autrefois après la saignée du pied. Sert à maintenir les pansements sur le dos du pied.

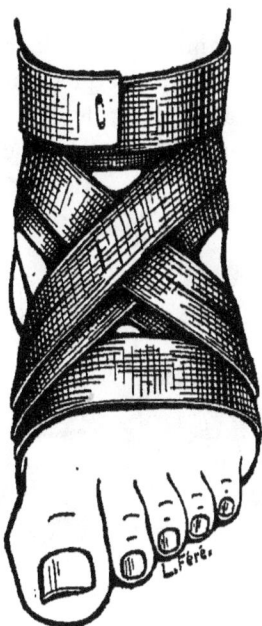

Fig. 52.
Bandage de l'étrier.

Bandage de Baudens
(ou de l'entorse)

Pièce du bandage. — Bande de 7 mètres environ sur 3 centimètres de large.

Technique. — Si le pied est très œdématié, l'envelopper au préalable d'une simple couche d'ouate; lorsque les dépressions péri-malléolaires commencent à s'accuser, les combler par des coussinets d'ouate appropriés, en forme de croissant, dont les pointes remonteront en avant et en arrière de la malléole. Ce point de technique, fréquemment omis, est cependant **absolument indispensable.**

Commencer par le *côté externe* pour le pied droit, le *côté interne* pour le pied gauche. Placer le chef initial **très bas sur le calcanéum**, le long du bord interne du pied, un peu en arrière de la malléole; de là, conduire la bande jusqu'à la base

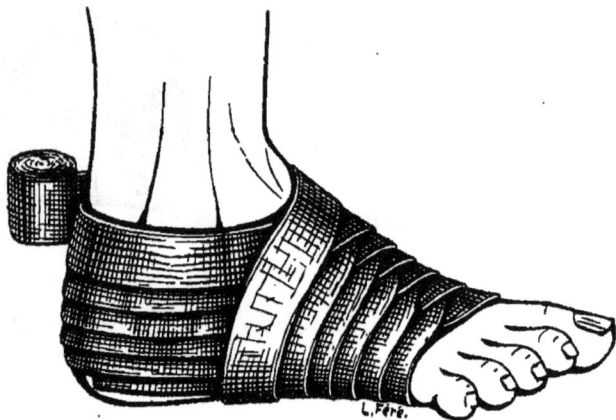

Fig. 53. — Bandage de Baudens.

des orteils, **mais en suivant le plus possible** le bord externe ou interne du pied. Contourner le pied à la racine des orteils et revenir, sur la face dorsale, croiser le jet précédent; de là, gagner *rapidement* le bord opposé du pied, le suivre jusqu'au calcanéum et au tendon d'Achille que l'on contourne pour venir retrouver le chef initial que le pouce de la main gauche a jusqu'alors maintenu. Recommencer alors exactement le même trajet en huit de chiffre jusqu'à ce que le pied soit complètement enveloppé, chaque jet nouveau recouvrant la moitié du jet précédent. Terminer par un ou deux circulaires au-dessus des malléoles *(fig. 53).*

Usages. — Le bandage de Baudens rend les plus grands services dans le traitement de l'entorse; il peut servir encore à faire de la contention des articulations du pied.

Chausson

Pièce du bandage. — Bande de 7 à 8 mètres sur 6 à 7 centimètres de large.

Technique. — Peut être divisée en *trois temps*.

1er temps. — Exactement celui du spiral du pied (voir ce bandage).

2e temps. — Le globe étant revenu sur la face antérieure du cou-de-pied, le conduire encore derrière le talon d'où l'on part alors. pour faire **trois circulaires autour du talon et de** **l'extrémité des orteils ;** le 1er circulaire est médian ; le 2e circulaire recouvre la moitié *inférieure* du premier en formant un godet aux deux extrémités (talon et orteils) ; le 3e circulaire

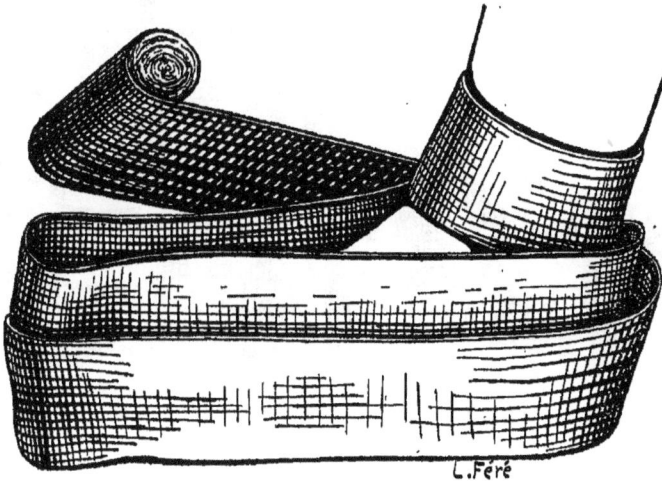

Fig. 54. — Le chausson (2e temps).

recouvre la moitié *supérieure* du premier en formant pareillement un godet aux deux extrémités *(fig. 54)*. *Il est très important* de ne pas appliquer trop exactement la bande sur

6

l'extrémité des orteils pour éviter une pression qui deviendrait rapidement insupportable.

3ᵉ temps. — Le globe de la bande étant revenu derrière le talon, repartir du côté du talon qui est à la gauche de l'opérateur et recouvrir le pied en appliquant un véritable **bandage de Baudens, à la seule différence** que le premier croisé se fait tout près de l'extrémité des orteils afin d'**enfermer dans sa boucle les godets supérieur et inférieur** des 2ᵉ et 3ᵉ tours circulaires des orteils. Les huit de chiffre s'étagent donc régu-

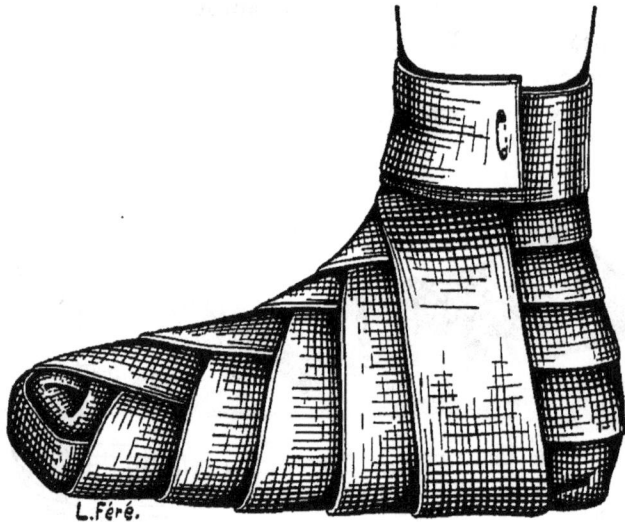

Fig. 55. — Le chausson terminé.

lièrement, en remontant, autour du pied et du talon, et l'on finit par un ou deux circulaires au-dessus des malléoles *(fig. 55)*.

Usages. — Excellent et très pratique bandage pour tous les traumatismes et toutes les plaies intéressant des surfaces étendues ou irrégulières du pied.

5⁰ **BANDAGES RÉCURRENTS**

« Les bandages récurrents sont formés par des circonvo-
» lutions paraboliques et récurrentes, maintenues chacune en
» particulier par une circonvolution circulaire (Gerdy) ». La
bande exécute en somme des mouvements successifs de « **va-
et-vient** » dont les longues **anses** sont fixées par des tours
circulaires.

Ces bandages, très en honneur autrefois, sont aujourd'hui
pour la plupart délaissés; je ne décrirai que **la capeline**, le
récurrent d'un doigt, le récurrent de la main et **le bandage
des moignons.**

Capeline

Pièce de bandage. — Bande d'environ 8 mètres de long sur
3 à 4 centimètres de large.

Technique. — Entourer la tête d'un ou deux circulaires et
amener le globe au milieu du front; faire à ce niveau un renversé et conduire la bande jusqu'à la protubérance occipitale
externe en suivant exactement la ligne médiane; nouveau renversé à la nuque et amener en sens inverse le globe sur le
front mais en recouvrant la moitié **inférieure gauche** (par
rapport au malade) du jet précédent; continuer ainsi de suite
par des renversés successifs en allant du front à la protubérance occipitale et vice-versa, chaque jet de bande recouvrant la moitié *inférieure* du jet précédent. Lorsque la bande
a atteint le circulaire primitif et que la moitié gauche de la
calotte crânienne est ainsi recouverte, faire deux circulaires

pour bien fixer les deux points de départ des renversés et amener le globe au milieu du front. Suivre la même technique pour la partie droite de la calotte crânienne et terminer par deux circulaires, bien ajustés, autour de la tête. *(fig. 56)*.

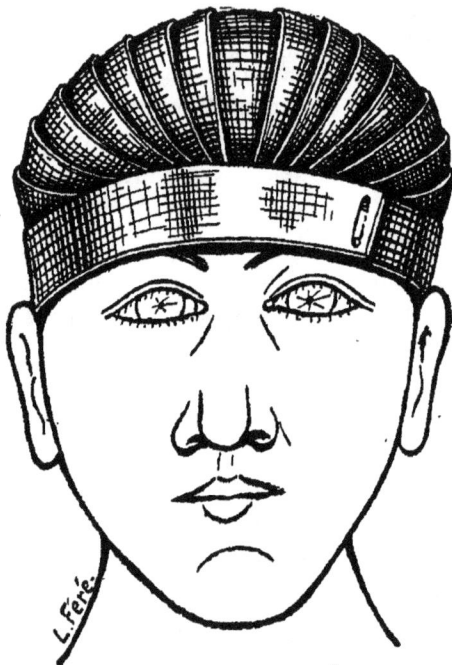

Fig. 56. — Capeline.

Les renversés partent tous du même point, c'est-à-dire du front ou de la protubérance occipitale; les jets de bande en divergent **en éventail** en descendant sur les deux moitiés du crâne. Le pouce gauche de l'opérateur maintient le faisceau des renversés du front; un aide remplit le même rôle à la nuque.

Usages. — Maintient les pansements ou applications diverses au niveau du cuir chevelu.

Récurrent d'un doigt

Pièce du bandage. — Bande de 2 mètres à 2 m. 50 de long sur 2 cent. de large.

Technique. — Supposons qu'il s'agisse de l'index gauche du malade. Placer le chef initial à la racine du doigt, sur la *face latérale externe* (1), le long de laquelle on remonte pour *coiffer* l'extrémité du doigt et redescendre sur la face opposée

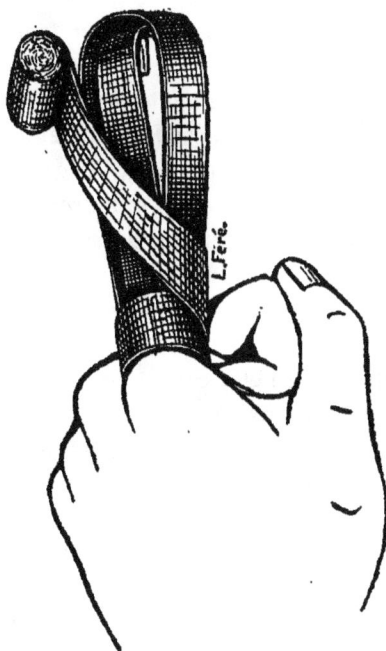

Fig. 57. — Récurrent d'un doigt.

du doigt (latérale interne) pour venir dans le deuxième espace interdigital. Là, maintenant de l'index et du pouce gauches

---

(1) Pour le premier récurrent, le dessinateur a commencé par la face palmaire ; cette question du choix des faces **n'a aucune importance** en l'espèce, pourvu que celles-ci soient successivement recouvertes.

les deux chefs de l'anse ainsi formée, faire légèrement dévier le globe de façon à le porter sur la face palmaire, toujours à la racine du doigt. Remonter sur cette face palmaire, coiffer à nouveau le doigt en croisant le jet précédent et redescendre sur la face dorsale jusqu'à la racine du doigt que l'on entoure d'un *circulaire* pour fixer les quatre chefs des deux anses récurrentes *(fig. 57)*. Gagner alors d'un seul tour de spire l'extrémité du doigt et redescendre en le recouvrant très régulièrement de spiraux (spiral du doigt); terminer par un ou deux huit de chiffre **autour du poignet** et de la base du doigt.

Si l'on voulait appliquer un pansement **plus solide** ou ne devant être renouvelé que rarement, la technique devrait être ainsi modifiée : les deux anses récurrentes étant fixées par un ou deux circulaires à la base du doigt, gagner le poignet en croisant la face dorsale de la main, l'entourer d'un circulaire et partir de là pour faire un **spica du doigt** que l'on appliquera simplement suivant la technique habituelle sur les deux anses récurrentes. La solidité du bandage en est ainsi très augmentée.

Bien veiller, dans les deux cas, à ne pas trop exactement appliquer la bande sur l'extrémité du doigt pour éviter une compression qui pourrait devenir très pénible.

Usages. — Ces bandages, qui permettent l'enveloppement complet du doigt, sont très pratiques et rendent les plus grands services dans les plaies ou traumatismes si fréquents de ces régions.

Récurrent de la main

Pièce du bandage. — Bande de 5 mètres de long sur 6 centimètres de large.

Technique. — Commencer par deux circulaires autour du poignet, puis amener le globe de la bande à travers la face dorsale de la main, jusqu'au niveau de l'extrémité des doigts que l'on entoure d'un circulaire complet. Ramener le globe jusqu'au milieu environ de **la face palmaire** et, de ce point de départ, décrire trois jets récurrents passant en anse sur l'extrémité des doigts (sans serrer) : le 1er se place à droite, le 2e à

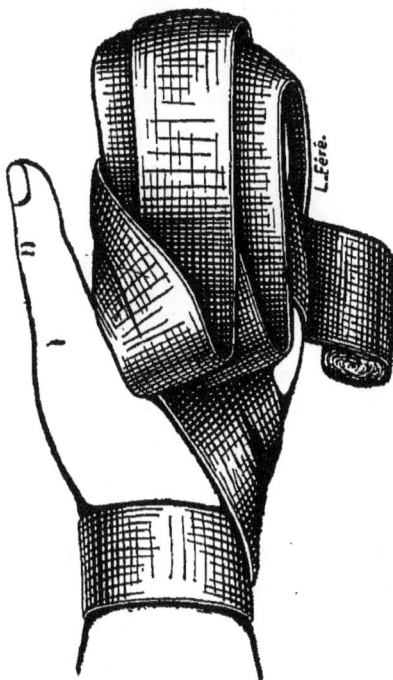

Fig. 58. — Récurrent de la main (1er temps).

gauche et le 3e au milieu, ce dernier recouvrant les bords des deux jets précédents. Fixer alors ces anses récurrentes par un tour circulaire qui entoure à niveau l'extrémité des doigts et continuer par des « huit de chiffre » décrits autour de la main et du poignet. Terminer par un ou deux circulaires autour du poignet.

Dans le récurrent de la main, avoir bien soin au préalable

de **séparer les doigts** entre eux par un pansement approprié
ou par des coussinets de ouate.

Le pouce est généralement laissé libre ; dans le cas où il
serait atteint, l'on pourrait l'intercaler simplement dans le
pansement commun ou **mieux** le recouvrir d'un pansement
spécial (spica du pouce).

Usages. — Bandage d'une très grande utilité pratique dans
tous les cas où l'enveloppement de la main est nécessaire
(écrasements, blessures multiples, phlegmon diffus, etc., etc.)

Bandage des moignons

Pièce du bandage. — Bande à **deux globes,** de chacun
8 mètres sur 5 centimètres de large.

Technique. — Supposons qu'il s'agisse d'une amputation de
cuisse. Placer le plein intermédiaire des bandes sur la face
antérieure de la base du moignon et conduire chaque globe
autour du membre, chacun de son côté, pour les réunir en
arrière et les entrecroiser à ce niveau. Les ramener en avant à
la face antérieure, au point de départ précédent, et les disposer
de telle façon que l'un d'eux est supérieur à l'autre : la bande
inférieure fournira les tours circulaires et la bande supérieure
les récurrents. Renverser donc le globe supérieur sur le tour
de bande qui lui est inférieur et le conduire sur la face antérieure du moignon, puis sur l'extrémité et la face postérieure
de celui-ci jusqu'à sa base ; l'y maintenir ; la bande circulaire
fait alors un demi-tour et vient passer sur le jet récurrent
pour le fixer. Nouveau renversé de la bande récurrente verticale sur la bande circulaire horizontale pour revenir en avant
en passant sur la face postérieure, puis sur l'extrémité et la
la face antérieure du moignon jusqu'à sa base où elle s'arrête ;
la bande circulaire, qui *attendait* en arrière fait alors un

demi-tour et vient en avant passer sur le jet récurrent ; et ainsi de suite, **chaque jet récurrent vertical étant aussitôt fixé, tantôt en avant, tantôt en arrière, par un demi-tour circulaire** *(fig. 59).* Chaque tour circulaire doit recouvrir la **moitié**

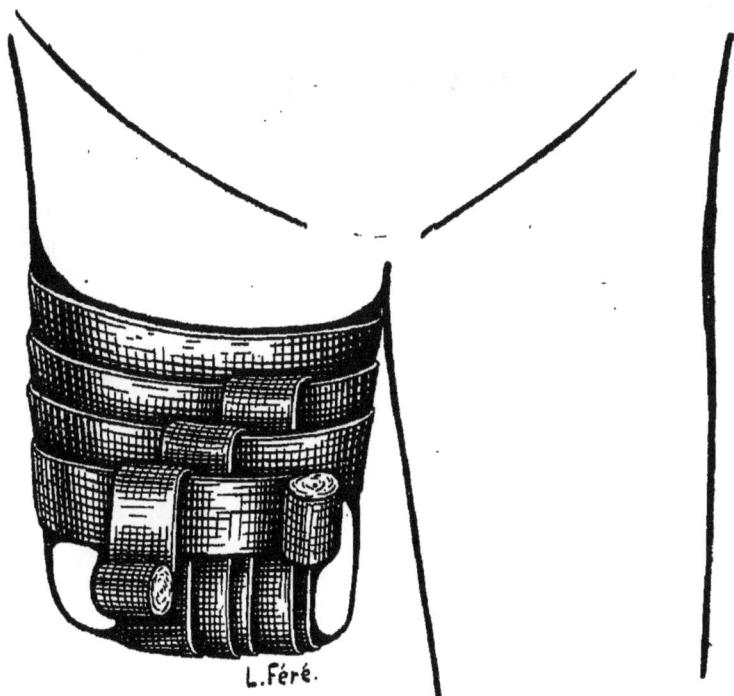

L.Féré.

Fig. 59. — Bandage récurrent des moignons.

inférieure du tour précédent ; quant aux jets récurrents, ils devront être disposés **de gauche à droite** ou réciproquement sur toute la face antérieure du membre, afin de recouvrir entièrement **l'extrémité et les angles** du moignon.

Il est très important de terminer le bandage en le fixant autour du bassin par quelques tours de spica ; s'il s'agissait du bras, agir de même autour du thorax. Sans cette précaution nécessaire, le bandage entier serait exposé à glisser avec la plus extrême facilité.

L'on pourrait aussi se servir d'une **bande à un seul globe** pour exécuter le bandage ; dans ce cas, l'on devrait alterner, au moyen de renversés, tantôt un récurrent, tantôt un circulaire complet.

Usages. — Maintient les pansements des moignons d'amputation.

CHAPITRE III

BANDAGES SIMPLES

2ᵐᵉ Classe. — BANDAGES PLEINS (faits avec une pièce de linge entière)

Les bandages pleins forment la deuxième classe des bandages simples; la pièce de bandage reste toujours **unique ;** mais, au lieu d'être constituée par une bande, elle est formée d'une **pièce de linge entière,** sans aucune division.

La pièce fondamentale en est le **mouchoir** que l'on peut transformer en **carré long, triangle, cravate, corde ;** la description en a déjà été donnée au chapitre Iᵉʳ (voir page 28).

La plupart des bandages pleins sont en réalité **les homologues des bandages à bande** qui viennent d'être décrits, mais leurs indications restent fort différentes. Aux bandages à bande appartiennent les cas où la contention doit être exacte et durable, ou une compression bien déterminée doit être réalisée ; mais ils exigent une technique précise et un temps d'application appréciable. Le bandage plein, au contraire, a le grand avantage d'être presque immédiatement appliqué, avec une pièce de linge que l'on a toujours sous la main : mais il n'a qu'une solidité très relative et reste avant tout un moyen d'attente, excellent mais provisoire.

Les bandages pleins ont été surtout étudiés et décrits par Mayor (de Lausanne), qui en avait multiplié les formes et les divisions ; beaucoup sont d'ailleurs restés classiques. Je ne décrirai que ceux *réellement utiles* dans la pratique journalière.

J'étudierai successivement :

1o **Les bandages pleins de la tête ;**
2o **Les bandages pleins du membre supérieur ;**
3o **Les bandages pleins du front et de l'abdomen ;**
4o **Les bandages pleins du membre inférieur.**

1o BANDAGES PLEINS DE LA TÊTE

Bandeaux

Je crois inutile de décrire les **bandeaux**, trop connus pour mériter une description ; ils peuvent être appliqués, soit horizontalement sur les deux yeux *(fig. 60)*, soit obliquement sur un seul œil.

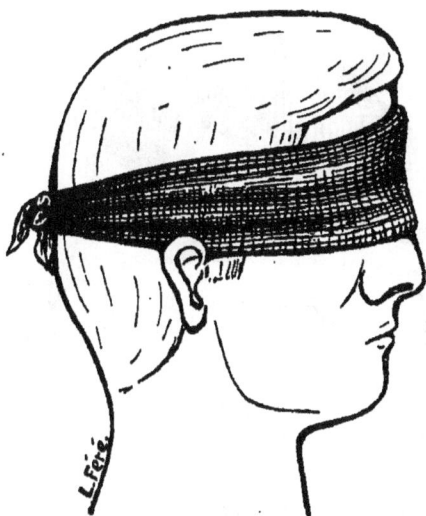

Fig. 60. — Bandeau des deux yeux.

Triangle-bonnet

Pièce du bandage. — Mouchoir de 70 à 80 centimètres plié en triangle.

Technique. — Occipito-frontal. — Placer la base du triangle sur la nuque, le sommet retombant en avant du visage ; conduire les deux chefs horizontalement au-dessus des oreilles et les amener en avant, où ils sont croisés, pour être ramenés et fixés sur la région temporale de chaque côté. Relever le sommet pendant et le fixer sur la tête. *(fig. 61).*

Fronto-occipital. — En sens inverse ; la base est appliquée au niveau du front et le sommet retombe en arrière sur la nuque.

Usages. — Remplace avantageusement la capeline pour maintenir des pansements sur la tête.

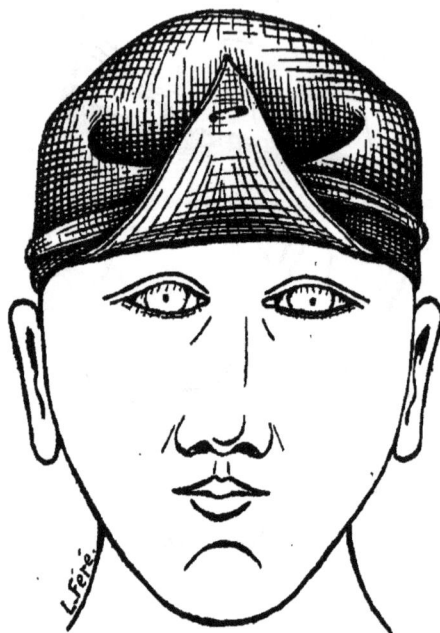

Fig. 61. — Triangle-bonnet occipito-frontal.

Couvre-chef (d'après GUILLEMIN)

Pièce du bandage. — Mouchoir carré de 60 centimètres de côté.

Technique. — Appliquer le mouchoir sur la tête de telle sorte que le bord antérieur, tendu, atteigne la pointe du nez ; sans se préoccuper des autres côtés, replier ce bord antérieur en haut jusqu'à ce que le pli ainsi formé atteigne la ligne des sourcils, et conduire alors ses deux angles en arrière où ils sont fixés par une épingle. Restent les deux chefs postérieurs pendants : bien les tendre et les attirer sous le menton où ils sont réunis par un nœud *(fig. 62)*.

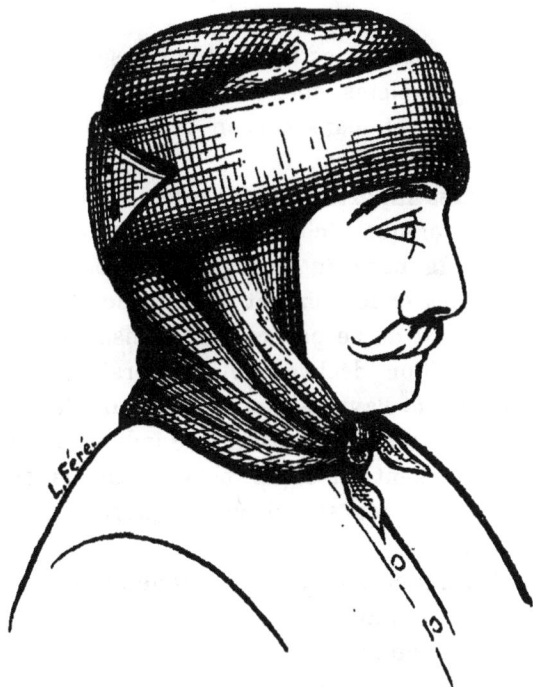

Fig. 62. — Couvre-chef.

Usages. — Ce bandage est très pratique pour les enveloppements de la tête qui n'exigent pas une exacte contention.

2° BANDAGES PLEINS DU MEMBRE SUPÉRIEUR

Écharpes. — Les écharpes forment la classe la plus importante des bandages pleins; elles ont pour but de soutenir le membre supérieur, et, dans certain cas, de l'appliquer en même temps contre le thorax.

Deux points très importants sont à retenir dans la technique des écharpes : 1° lorsque l'écharpe est **directement appliquée autour du bras, la base du triangle se place toujours au niveau du poignet et le sommet vers le coude** ; 2° la tendance habituelle est de ne pas relever suffisamment l'avant-bras, dont la position déclive devient alors défectueuse et pénible. Retenir que **l'avant-bras ne doit jamais descendre plus bas que l'angle droit**; il est même indiqué de le placer toujours primitivement en angle plus ou moins aigu, car l'écharpe la mieux fixée se relâche toujours et le membre retombe d'autant.

Je décrirai les six écharpes les plus fréquemment employées.

1° **La petite écharpe ;**

2° **La moyenne écharpe ;**

3° **L'écharpe oblique ;**

4° **L'écharpe de Mayor ;**

5° **L'écharpe de J.-L. Petit ;**

6° **L'écharpe triangulaire du bras et de la poitrine.**

Petite Écharpe

Technique. — Plier un mouchoir en son milieu de façon à en faire un carré long. Replier alors celui-ci de manière à former une anse dans laquelle on place la main et le poignet;

deux épingles de sûreté la fixent **au-devant de la poitrine** (*fig. 63*).

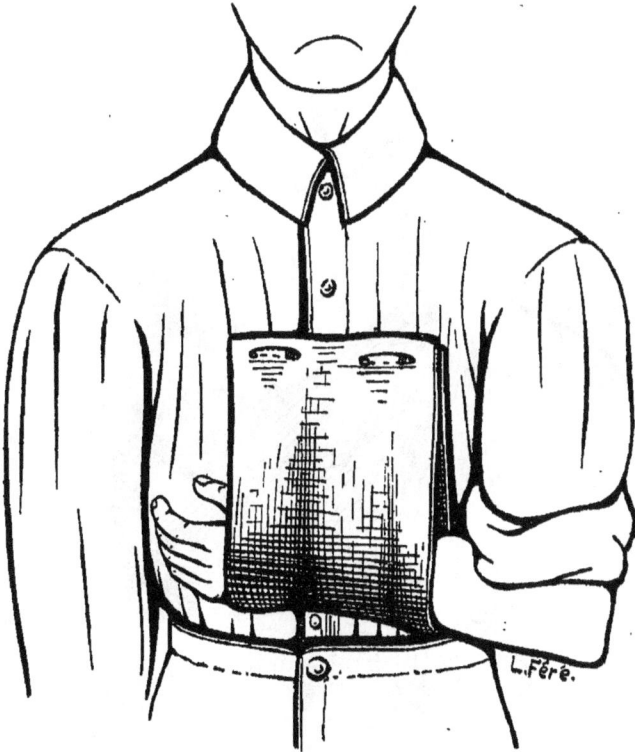

Fig. 63. — Petite écharpe.

Usages. — Quoique modeste, rend de véritables services pour soutenir et **soulager** la main dans les affections inflammatoires qui peuvent l'atteindre.

Moyenne Écharpe

Pièce du bandage. — Triangle de de 1 m. 20 de base sur 0,65 centimètres de hauteur.

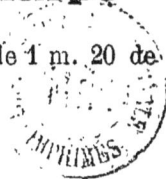

7

Technique. — Placer le plein du triangle au niveau de la main et du poignet, le sommet étant dirigé vers le coude. Insinuer un des chefs entre l'avant-bras et le thorax et le diriger *sur l'épaule malade ;* l'autre chef, antérieur, passe en

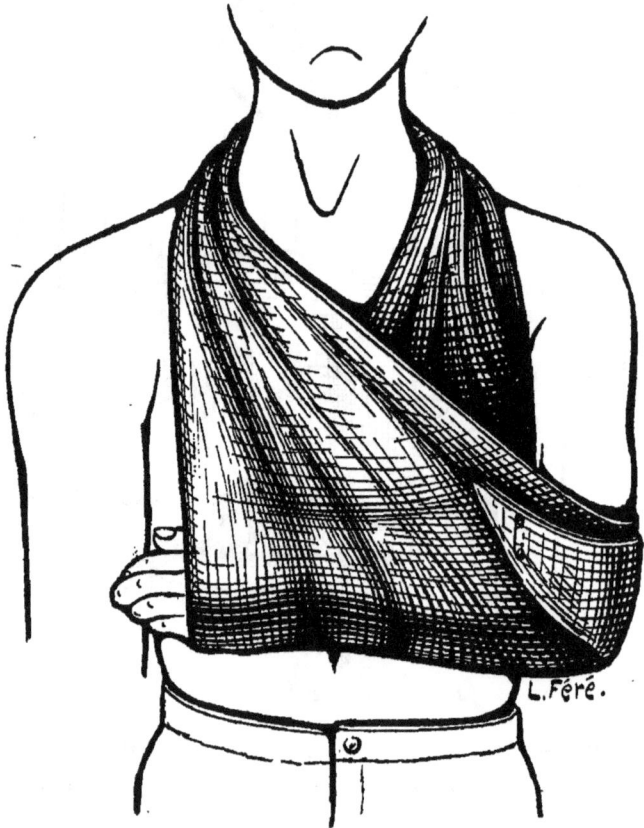

Fig. 64. — Moyenne écharpe.

avant de l'avant-bras et va sur *l'épaule saine ;* les nouer ensemble derrière le cou. Quant au sommet, le replier au niveau du coude et le fixer sur le bandage, soit en avant, soit en arrière *(fig. 64).*

Usages. — Excellent soutien de la main, du poignet et de l'avant-bras ; a les mêmes indications que la petite écharpe, mais « *élargies* ».

Écharpe oblique

Pièce du bandage. — Triangle de 1 m. 20 à la base et de 0,80 centimètres de hauteur.

Technique. — — Replier le bras **à angle aigu** au-devant de la poitrine. Placer le plein de la base du triangle sous la main

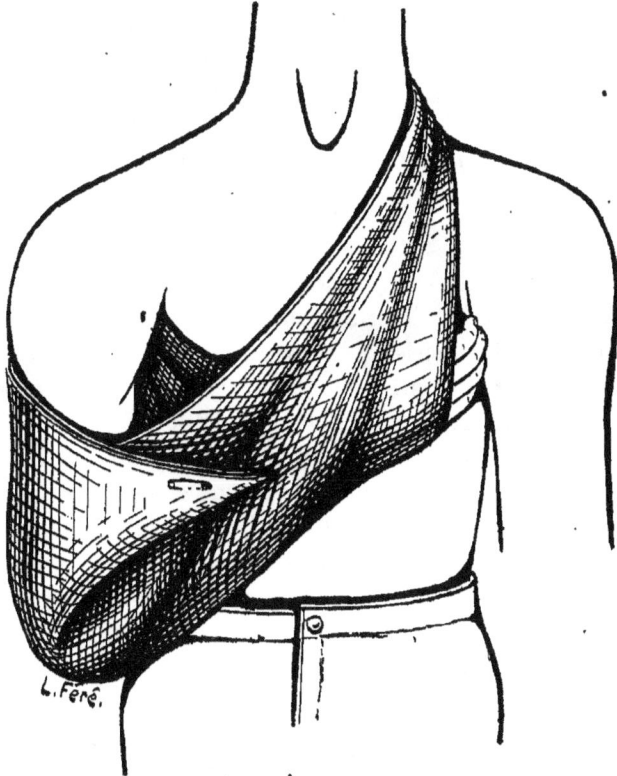

Fig. 65. — Écharpe oblique.

et diriger **sur l'épaule saine** le chef antérieur qui passe ainsi en avant de l'avant-bras ; quant à l'autre chef, qui s'insinue entre l'avant-bras et le thorax, le porter, **non pas sur l'épaule malade mais bien sous l'aisselle du même côté,** pour le conduire ensuite obliquement dans le dos et aller le fixer au niveau de l'épaule saine avec le chef antérieur. Le sommet est replié au niveau du coude et fixé en avant du bandage *(fig. 65).*

Usages. — Bandage très solide pour soutenir et maintenir le membre supérieur ; élève aussi l'épaule.

Écharpe de Mayor

Pièce du bandage. — Serviette carrée de 90 centimètres environ, pliée en triangle de façon à ce que les deux sommets ne se superposent pas et restent légèrement distants.

Technique. — 1º L'avant-bras, fléchi à angle droit, est appliqué contre la poitrine. Appliquer la base du triangle **au-devant** de l'avant-bras et de la main, en ayant soin qu'elle remonte sur le 1/3 inférieur du bras, qu'elle dépasse légèrement le bord supérieur de l'avant-bras et qu'elle recouvre complètement la main. Ramener en arrière les deux extrémités latérales et les nouer ensemble dans le dos.

2º Saisir les deux sommets pendant en tablier, leur faire contourner la face inférieure du coude et de l'avant-bras, les **insinuer** entre le membre et la poitrine et les appliquer enfin sur la face antérieure du thorax, dirigeant chaque chef vers une épaule. Veiller à ce moment à ce que le bandage soit bien étroitement appliqué sur les parties qu'il recouvre.

3º Fixer aux deux chefs trop courts des bandes de toile de 5 centimètres de large qui, passant sur l'épaule correspondante, vont se *croiser* dans le dos en bretelle, pour aller finalement s'attacher au premier tour circulaire du début, soit par un nœud, soit par une anse maintenue par une *épingle de sûrete* (*fig. 66*).

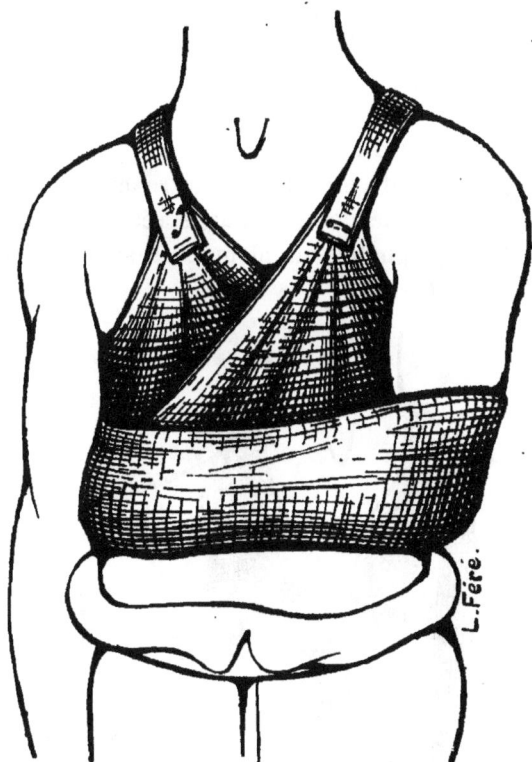

Fig. 66. — Écharpe de Mayor.

Usages. — **Cet excellent bandage** trouve de multiples applications dans tous les traumatismes de l'épaule et du coude, *mais surtout dans les fractures de la clavicule et les luxations de l'épaule;* il est aussi très souvent le *complément utile* d'appareils appliqués sur ces régions.

Écharpe de J.-L. Petit

Pièce du bandage. — Triangle de 1m30 à la base sur 0m65 à 0m70 de hauteur.

Technique. — Suivre exactement la technique de la **moyenne écharpe** avec la seule différence que le chef antérieur passe sur l'épaule malade et l'autre chef sur l'épaule saine. Mais l'ingéniosité de ce bandage réside dans l'artifice suivant : au lieu de rabattre simplement le sommet, en saisir

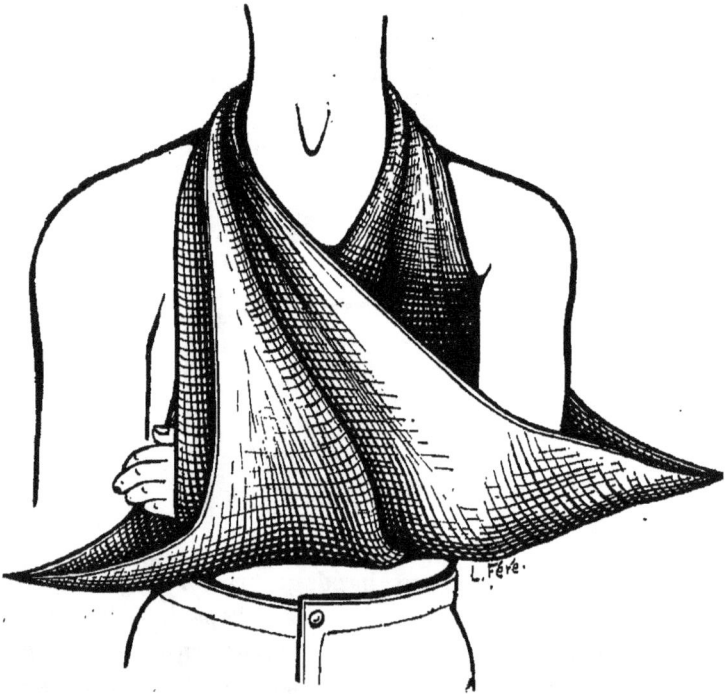

Fig. 67. — Écharpe de J.-L. Petit (2me temps).
(Les deux chefs sont dépliés en sens inverse.)

les deux pointes et les attirer fortement **en sens inverse,** l'une au-delà du coude et l'autre vers la main : le triangle se trouve donc complètement « **déplié** », enveloppant le 1/3 inférieur du bras, l'avant-bras, la main et une grande partie du thorax. Réunir dans le dos les deux angles ainsi tirés en sens inverse *(fig. 67).*

Usages. — La caractéristique de ce bandage est sa grande simplicité, n'excluant en aucune façon une excellente immobisation du membre supérieur, avec enveloppement du thorax.

Grande Écharpe triangulaire du bras et de la poitrine

Pièce du bandage. — Triangle de 1ᵐ10 à 1ᵐ20 à la base sur 0ᵐ65 de hauteur.

Technique. — La base du triangle est appliquée **directement contre le thorax** et les chefs noués en arrière. Placer le bras à angle droit et ramener simplement, **au-devant de l'avant-bras et du coude** le sommet pendant, pour le conduire vers l'épaule malade *(fig. 68)*; ajouter au sommet trop court un fragment de bande en toile suffisant pour le fixer, dans le dos, au tour circulaire du début.

L'application de la base du triangle sur le thorax doit être calculée de telle façon qu'elle dépasse largement **en hauteur** le niveau de l'avant-bras fléchi, afin que, le sommet étant relevé vers l'épaule, le membre se trouve soutenu dans une véritable gouttière.

Usages. — Excellent bandage d'immobilisation et de contention.

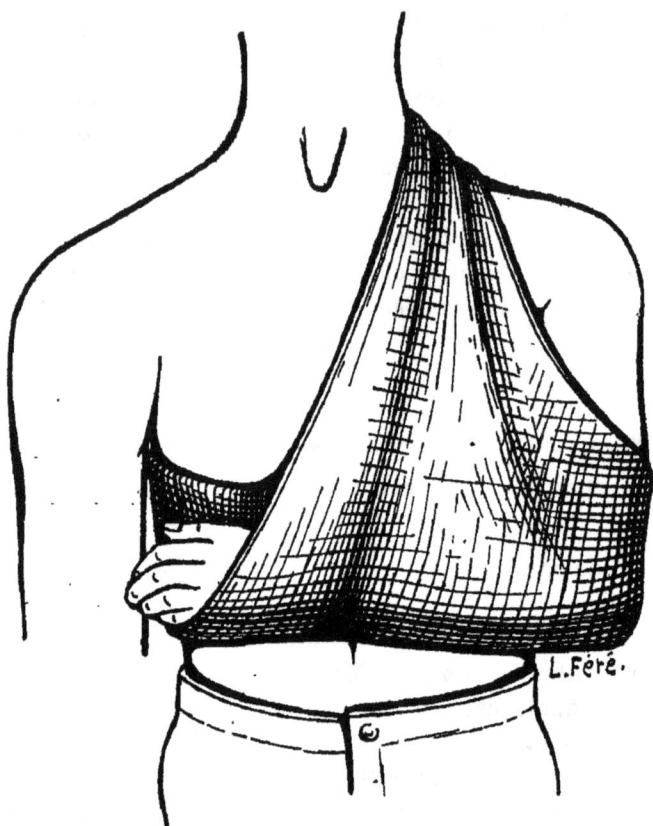

Fig. 68. — Grande écharpe triangulaire du bras et de la poitrine.

Plein de la main

Pièce du bandage. — Triangle de 1 mètre de base sur 50 centimètres de hauteur.

Technique. — Appliquer la main sur le triangle, de telle façon que la base du triangle corresponde au tiers inférieur de l'avant-bras et que le sommet dépasse largement l'extrémité des doigts. Rabattre le sommet A du triangle sur la face dorsale de la main jusqu'au poignet *(fig. 69)*; saisir alors les deux

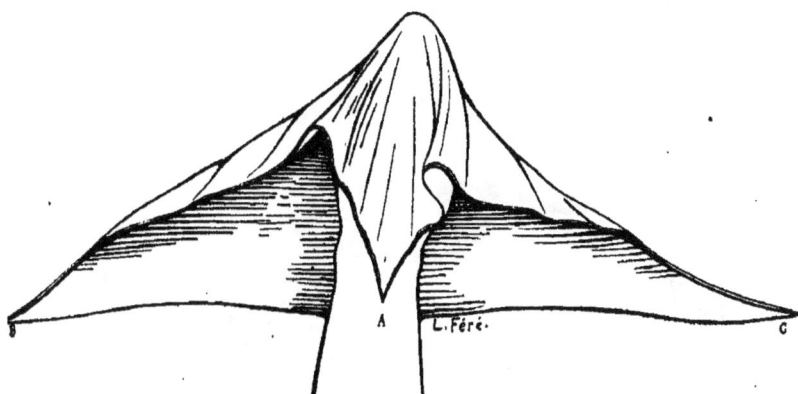

Fig. 69. — Bandage plein de la main (d'après Hoffa).

chefs B et C, les amener sur le dos de la main où ils sont croisés, puis sous le poignet où ils sont croisés encore et enfin sur la face dorsale de l'articulation où ils sont noués.

Usages. — Enveloppement complet de la main, du poignet et du tiers inférieur de l'avant-bras.

Plein de l'épaule

Pièce du bandage. — Triangle de 1 mètre de base sur 50 centimètres de hauteur; cravate de 1 m. 10 de long environ.

Technique. — 1o Placer la base du triangle nettement au-dessous du V deltoïdien, le sommet étant dirigé en haut sur l'épaule. Croiser, **sur le bras**, les deux chefs **en dedans** et les ramener sur la face externe où ils sont noués.

2o Faire passer la cravate sur l'épaule malade *(au-dessus du sommet du triangle)* et sous l'aisselle saine pour la nouer dans le dos, de façon à former en somme un tour oblique du cou et de l'aisselle. Il ne reste plus qu'à **rabattre le sommet**

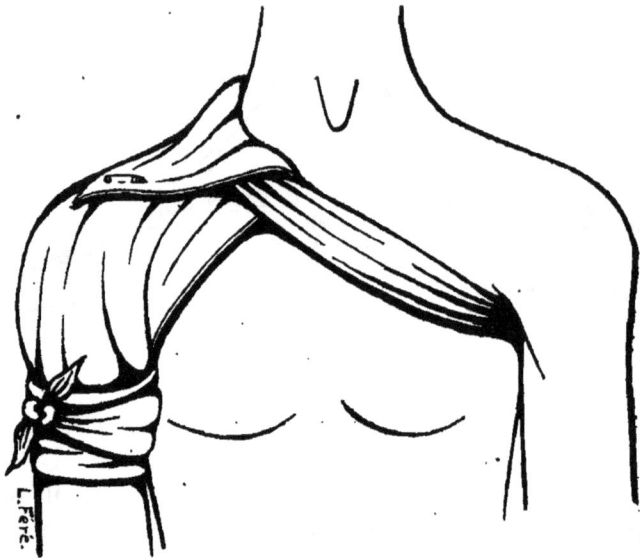

Fig. 70. — Bandage plein de l'épaule.

par dessus la cravate et à le fixer sur le premier triangle par une épingle, au niveau de l'épaule. *(fig. 70).*

Usages. — Excellent et très pratique bandage pour envelopper l'épaule, lorsqu'une contention exacte n'est pas nécessaire.

Cravate bi-axillaire

Une cravate de 1 mètre de long. Placer le plein sous l'aisselle malade, ramener les deux extrémités **sur l'épaule** où elles sont croisées, puis gagner obliquement au-devant de la poitrine et du dos l'aisselle saine dans le voisinage de laquelle les deux chefs sont noués *(fig. 71)*. Contention de pansements restreints de l'aisselle et du moignon de l'épaule.

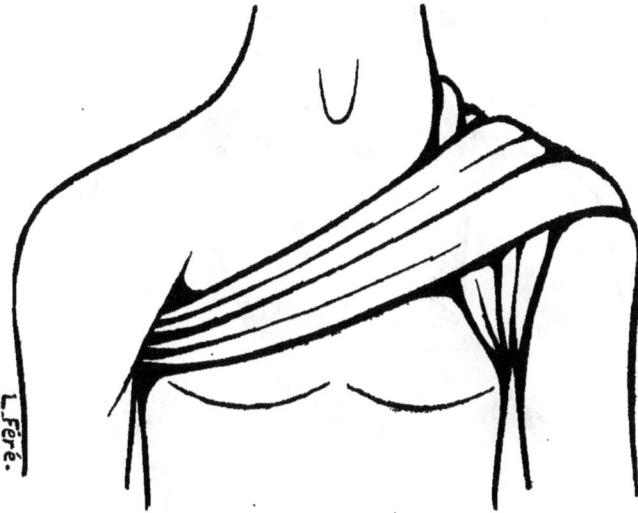

Fig. 71. — Cravate bi-axillaire.

3º BANDAGES PLEINS DU TRONC ET DE L'ABDOMEN

Bonnet du sein

Pièce du bandage. — Triangle de 1 m. 20 de base sur 0,70 centimètres de hauteur.

Technique. — Placer la base du triangle sous le sein malade de telle façon qu'un des deux chefs (l'inférieur) passe sous l'aisselle du même côté, et que l'autre (le supérieur) se

dirige sur l'épaule du côté sain qu'il franchit pour être noué
dans le dos avec "extrémité opposée. Il ne reste plus qu'à

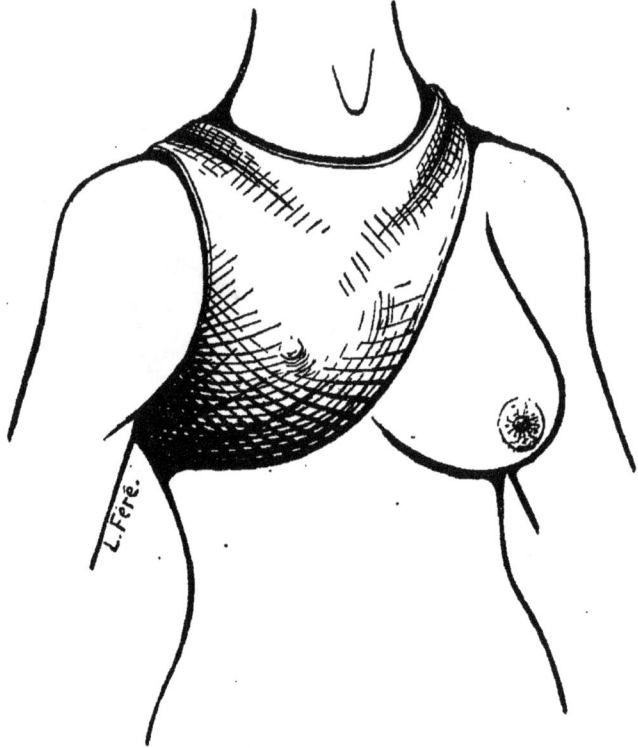

Fig. 72 — Bonnet du sein.

relever, **au-devant du sein malade,** le sommet pendant pour
le porter d'abord sur l'épaule correspondante *(fig. 72),* puis
en arrière où il est fixé dans le voisinage de la réunion des
deux chefs précédents.

Usages. — Excellent et très simple bandage pour maintenir
les pansements et *surtout les enveloppements* dans les affections inflammatoires des seins,

Triangle thoraco-scapulaire

Pièce du bandage. — Triangle de 1 m. 10 de base sur 0,65 cent. de hauteur.

Technique. — Identique à celle du bandage précédent à la seule différence que le chef qui passe **sur l'épaule saine** *(fig. 72)* passe **au contraire sous l'aisselle** pour aller se nouer dans le dos avec le chef opposé.

Usages. — Maintient les pansement sur la région antérieure du thorax.

Bandage de corps

Pièces du bandage. — Pièce de linge de la hauteur du thorax ou de l'abdomen et pouvant en faire environ une fois et demie le tour. Deux bandes généralement de 1 mètre de long et de 5 centimètres de large; ce sont les **bretelles** pour le bandage de corps de la poitrine *(fig. 73)* et les **sous-cuisses** pour le bandage de corps de l'abdomen *(fig. 74).*

Technique. — Le bandage de corps est généralement appliqué avec une parfaite inattention, en raison de sa simplicité **apparente;** dans ces conditions, il ne maintient absolument rien, ce qui explique qu'il est peu de bandages qui aient aussi régulièrement inspiré les doléances des malades. Tout au contraire, ce bandage si simple peut rendre **les plus grands services,** mais à la condition d'observer strictement les points essentiels de sa technique.

Passer d'abord le bandage sous le malade; à cet effet, le rouler à moitié et insinuer le rouleau sous le bassin ou le thorax; l'aide, placé en face, l'atteint du côté opposé et le déroule de telle sorte que **la plus grande longueur** reste du côté de l'opérateur. Une fois cette régularisation faite, le chirurgien et son aide, *sans déplacer le bandage*, en saisissent

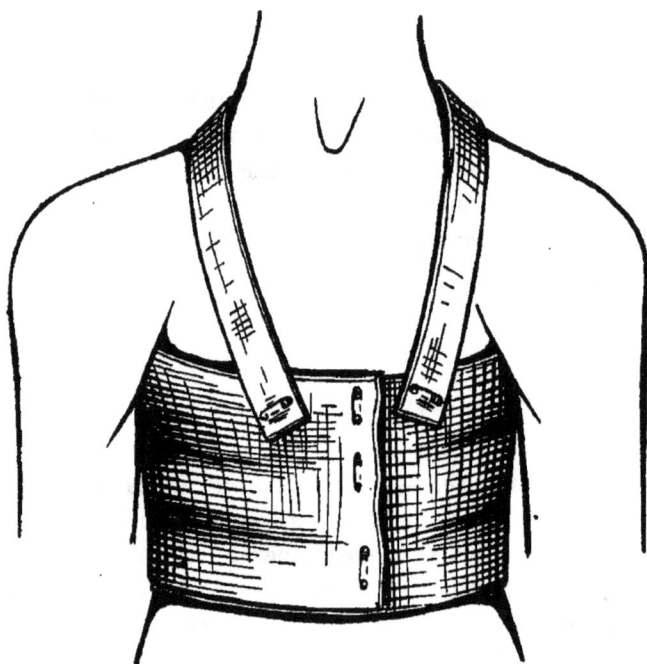

Fig. 73. — Bandage de corps de la poitrine.

solidement les angles et le tendent fortement chacun de leur côté. Alors, **l'aide ne bougeant pas et continuant à tendre fermement,** l'opérateur recouvre, en les contournant, la face latérale puis antérieure du thorax ou de l'abdomen, pour aller, du côté opposé, **border** son bandage en insinuant son extrémité (repliée ou non suivant sa longueur) entre la partie latérale du corps et la partie que l'aide tend toujours. Les rôles sont alors intervertis : le chirurgien prend l'extrémité tenue jusqu'ici par l'aide et, tout en lui conservant sa tension,

l'applique sur le tour précédent que l'aide a déjà saisi et qu'il
tend *vigoureusement* (mais sans brusquerie) non pas délica-
tement du bout des doigts, *mais bien en main*. Il ne reste plus

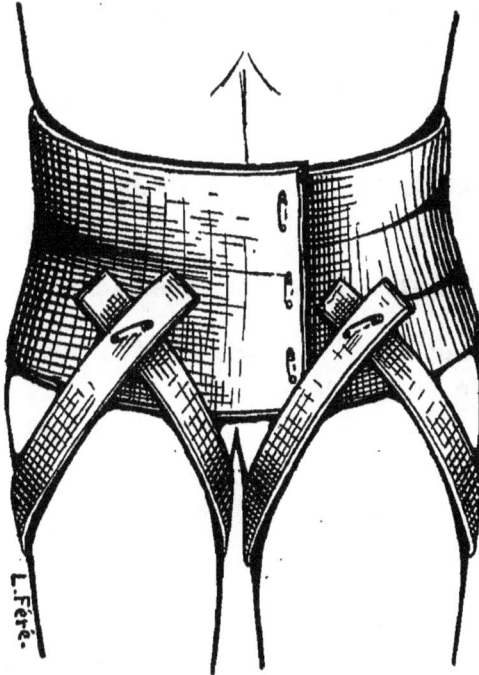

Fig. 74. — Bandage de corps de l'abdomen.

qu'à fixer le bandage par trois épingles de sûreté, **en hauteur**
et non dans le sens de la circonférence.

Il est indispensable de ne jamais oublier de terminer par
l'application de **deux** bretelles ou sous-cuisses, suivant les
cas. Les *bretelles* se croisent dans le dos suivant le mode
habituel ; quant aux *sous-cuisses*, faire fléchir et écarter légèrement la cuisse du malade afin de bien les placer **à plat** dans le
pli inguinal et, après en avoir entouré la cuisse, en fixer sur le
bandage les deux chefs superposés, au-dessus du pli de l'aine.

Usages. — Le bandage de corps est un bandage **classique** par excellence, et est très fréquemment employé pour maintenir les pansements du tronc et de l'abdomen ; il rend, à cet effet, les plus constants et les plus utiles services.

4o BANDAGES PLEINS DU MEMBRE INFÉRIEUR

Plein de la hanche

Pièce du bandage. — Triangle de 1m20 à 1m30 de base sur 0m90 à 1 mètre de hauteur.

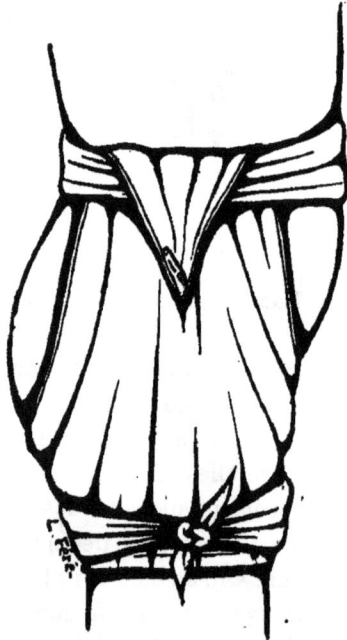

Fig. 75. — Bandage plein de la hanche.

Technique. — Identique à celle du plein de l'épaule. Placer la base du triangle au niveau du 1/3 supérieur de la cuisse, le sommet « **dressé** » en haut vers la crète iliaque. Entourer la cuisse des deux chefs que l'on croise sur sa face interne pour les ramener ensuite en sens inverse sur la face externe où ils sont noués ensemble. Entourer le bassin de la cravate, en passant **sur le sommet** du triangle; rabattre enfin ce dernier sur le premier bandage où il est fixé par une épingle de sûreté *(fig. 75)*.

Usages. — Très pratique bandage pour les enveloppements de la partie supérieure de la cuisse et de la région inguinale.

Bonnet des moignons

Technique. — *Triangle* de grandeur variable suivant le moignon. Il suffit de placer le plein de la base du triangle sur

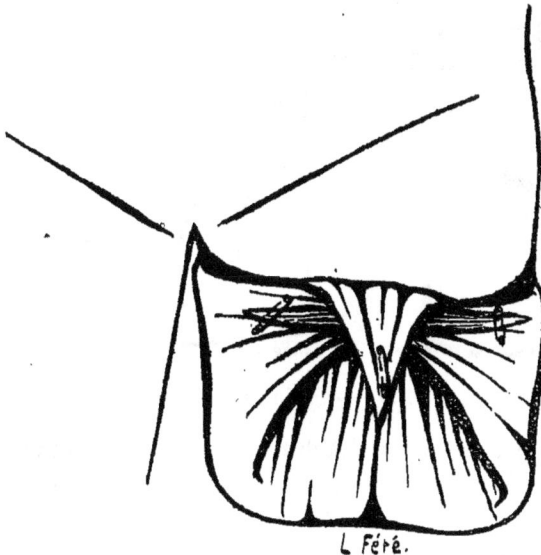

L. Féré.

Fig. 76. — Bonnet des moignons.

8

la partie *postérieure* du moignon, à une hauteur suffisante, et de ramener le sommet sur la face *antérieure* après avoir recouvert toute l'extrémité du moignon. Ramener alors en avant les deux chefs pour les croiser sur le sommet qu'ils maintiennent et les fixer ou nouer en arrière ou sur les côtés. Rabattre le sommet sur le bandage où il est fixé par une épingle de sûreté *(fig. 76)*.

Usages. — Bon bandage « **provisoire** » ; mais n'a aucune solidité et est très inférieur au récurrent des moignons.

Plein du cou-de-pied

Technique. — Appliquer transversalement **sous le milieu de la voûte plantaire** le plein d'un triangle plié en cravate ; ramener les deux chefs sur le dos du pied où ils sont croisés,

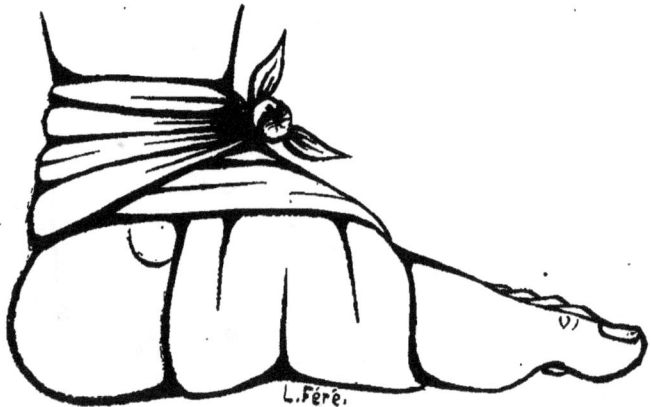

Fig. 77. — Plein du cou-de-pied.

puis derrière le tendon d'Achille où ils sont croisés à nouveau pour être ramenés sur la face antérieure du cou-de-pied où ils sont finalement noués *(fig. 77)*.

Usages. — Mêmes indications que le bandage de l'étrier.

Bonnet du talon

Pièce du bandage. — Triangle de 1 mètre de base sur 50 centimètres de hauteur.

Technique. — Placer le milieu de la base du triangle sous le milieu de la voûte plantaire, le sommet remontant sur la face postérieure de la jambe après avoir recouvert le talon (faire maintenir par un aide). Entre-croiser alors les deux chefs sur le dos du pied, puis les conduire derrière le tendon d'Achille où ils sont croisés à nouveau **par-dessus le sommet du triangle** et les ramener enfin sur la face antérieure ou

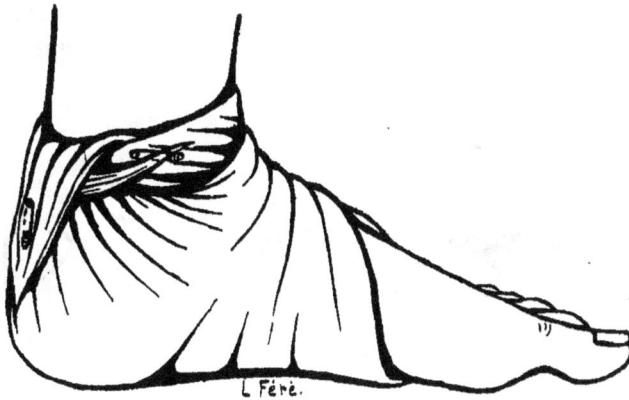

Fig. 78. — Bonnet du talon.

latérale du cou-de-pied où ils sont noués ou fixés *(fig. 78)*. Replier finalement le sommet sur le talon où il est fixé par une épingle de sûreté.

Usages. — Maintient très pratiquement les pansements du talon.

Plein de tout le pied

Pièce du bandage. — Bande de 1 m. 20 de base sur 60 centimètres de hauteur.

Technique. — Placer le pied **sur le triangle** de telle façon que le sommet dépasse les orteils de la longueur du pied au moins et que le milieu de la base se trouve au niveau du tendon d'Achille, au-dessus des malléoles. Rabattre le sommet sur le dos du pied jusqu'au-dessus de l'articulation tibio-tarsienne;

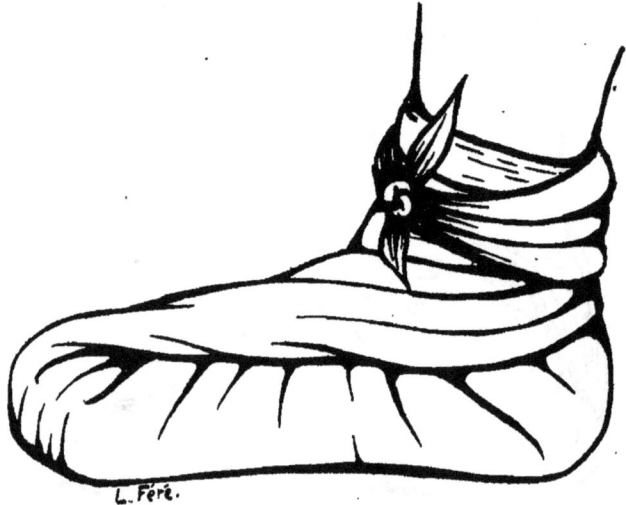

Fig. 79. — Plein de tout le pied.

ramener alors les deux chefs sur la face dorsale du pied où, après avoir été croisés, ils sont conduits derrière le tendon d'Achille, **sur le plein de la base du triangle**, où ils sont croisés à nouveau et ramenés sur la face antérieure du cou-de-pied où ils sont définitivement noués *(fig. 79)*.

Usages. — Bandage très utile pour les enveloppements du pied.

CHAPITRE IV

BANDAGES COMPOSÉS

Les bandages composés forment le **deuxième groupe** des bandages proprement dits ; par opposition aux bandages simples dont la base est **l'unité, sans aucune division**, les bandages composés **sont formés au contraire d'un assemblage** de pièces de linge réunies entre elles ou subdivisées en lanières.

Leurs divisions peuvent être facilement multipliées ; mais l'on s'accorde à distinguer **quatre variétés principales** qui sont :

1o **Les bandages en T.**
2o **Les carrés.**
3o **Les bandages en croix.**
4o **Les frondes.**

Voir page 29.

Je ne décrirai que les bandages d'une réelle utilité pratique et dirai quelques mots secondairement des **liens, lacs, suspensoirs, nœuds divers.**

1o BANDAGES EN T

T double de la main et des doigts

Pièces du bandage. — Bande de 50 à 60 centimètres **sur le milieu** de laquelle on coud, *à 4 ou 5 centimètres de distance*, deux bandes étroites de 2 centimètres de large et de 20 à 25 centimètres de long.

Technique. — Appliquer la bande horizontale du T sur la face dorsale du poignet, conduire les deux chefs sur la face antérieure où on les croise pour les ramener verticalement sur les parties latérales du poignet où ils sont noués entre eux lâchement. Saisir alors les deux bandelettes, les faire passer l'une dans le premier, l'autre dans le quatrième espace interdigital et, en traversant la paume de la main, les amener jusqu'à la face antérieure de l'articulation où on les insinue entre les téguments et le croisement de la bande horizontale. Les bandelettes contournent cet entre-croisement, traversent à nouveau la paume de la main, passent cette fois dans les **deuxième et troisième espaces interdigitaux** et viennent

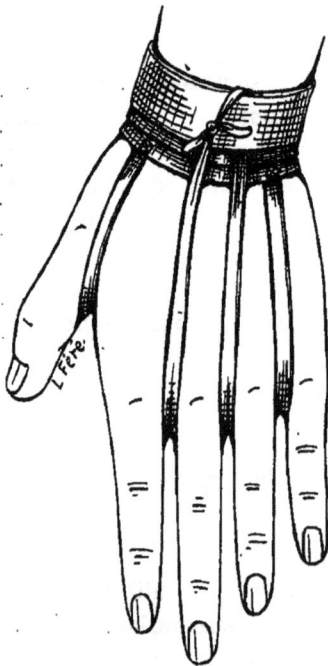

Fig. 80.
T double de la main et des doigts.

ressortir sur la face dorsale de la main. Là, **une seule bandelette** est insinuée sous l'entre-croisement terminal des deux
chefs horizontaux qu'elle contourne pour être définitivement
nouée sur le dos de la main à la bandelette restée libre. *Res-
serrer* le nœud terminal des deux chefs horizontaux *(fig. 80).*

Usages.— Peut rendre de véritables services pour les pansements des espaces interdigitaux, notamment dans les cas de
brûlures.

T de la tête — T de l'oreille

Je dirai quelques mots de ces deux bandages très simples
qui peuvent rendre quelques services.

Le T de la tête est un T double; le point d'insertion des
deux bandes verticales est placé au niveau du front. Il suffit
de conduire circulairement la bande horizontale autour de la
tête, et de l'y fixer; quant aux chefs verticaux, ils sont croisés
sur le sommet de la tête et fixés en arrière sur le tour circulaire. — Peut maintenir des pansements du cuir chevelu.

Le T de l'oreille est un T simple dont la base d'insertion de
la bande verticale s'évase assez largement en triangle. Placer
ce point de croisement *au-dessus* de l'oreille malade; conduire
la bande horizontale circulairement autour de la tête et l'y fixer;
quant à la bande verticale, la faire passer sur l'oreille, sous le
menton, sur la joue opposée et la fixer à la région temporale
de l'autre côté. On peut, si besoin est, pratiquer dans la *base
élargie* du chef vertical une échancrure par où l'oreille pourra
être attirée à l'extérieur.— Maintient les pansements au niveau
de l'oreille.

T double de la lèvre et du nez

Pièces du bandage.— Bande de 1m25 de long, **sur le milieu**
de laquelle on coud *5 ou 6 centimètres de distance* deux

bandes verticales de 55 centimètres de long et de 2 ou 3 centimètres de large.

Technique. — Placer le plein de la bande horizontale sur la
lèvre supérieure, le nez étant compris entre les deux insertions
des bandes verticales. Conduire les chefs horizontaux vers
l'occiput où ils sont maintenus par un aide. Ramener alors les

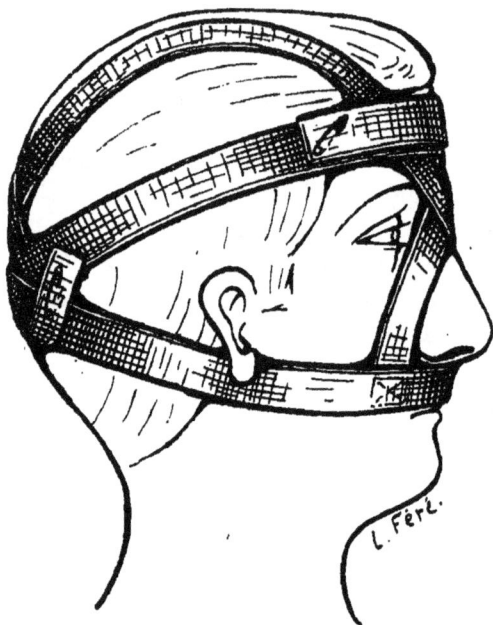

Fig. 81. — T double de la lèvre et du nez.

deux bandelettes verticales, en haut, de chaque côté du nez,
sur la racine duquel on les croise pour gagner le front,
contourner la voûte crânienne et arriver à l'occiput. Saisir à
ce moment les deux chefs horizontanx, les croiser sur les
bandelettes pendantes et les ramener horizontalement par
dessus les oreilles sur le front où ils sont fixés *(fig. 81)*. Quant

aux extrémités des bandelettes pendant en arrière, il suffit de
les relever et de les fixer sur le bandage.

Usages. — Bandage **très pratique** pour maintenir un pansement de la lèvre supérieure, des ailes ou de la racine du nez.

T du périnée

Pièces du bandage. — Bandage de corps ou bande très
large ; sur la partie moyenne de son bord inférieur, l'on coud
une bande large de 8 à 10 centimètres et longue de 65 à 70
centimètres environ. L'on peut aussi coudre, à quelques centi-

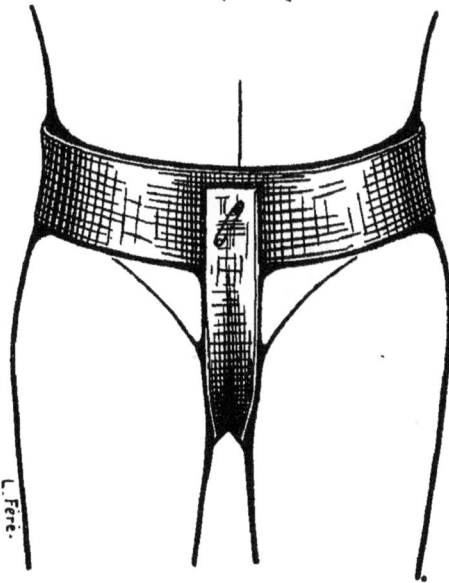

Fig. 82. — T simple du périnée.

mètres de distance, ou bien juxtaposées, deux bandes de
5 centimètres de large et de même longueur que précédemment : l'on aura alors le T double.

Technique. — Appliquer le bandage de corps sur l'abdomen d'après la technique habituelle, mais en veillant à ce que l'origine du chef vertical soit placée au niveau de la région sacrée. Il suffit alors de relever la bande verticale au-devant du périnée pour aller la fixer au-devant du bandage de corps, sur le milieu de son bord inférieur *(fig. 82)*. Dans le cas où le T est double, il suffit **de croiser** les deux bandes verticales au-devant de la région périnéale et de les fixer *latéralement* au-devant du bandage circulaire.

Usages. — Bandage très utile pour maintenir les pansements des régions anale et périnéale ; il faut savoir que les bandes verticales se cordent très facilement et sont alors une gêne notable pour le malade.

2º BANDAGES CARRÉS

Carré de la nuque
Carré de la région deltoïdienne

Se composent essentiellement d'une compresse carrée, sur deux bords opposés de laquelle l'on coud deux bandes horizontales, l'une d'elles ayant la moitié de la longueur de l'autre (la plus longue de 1 mètre à 1 m. 20 environ *(fig. 19, page 31)*.

Carré de la nuque. — Le carré étant appliqué sur la nuque, la bande supérieure *(la plus courte)* est amenée sur le front et, après croisement, fixée sur les côtés ; quant à la bande inférieure, les deux chefs s'entre-croisent au-devant de la poitrine

et, passant sous les aisselles, vont se fixer, **en remontant
dans le dos et sur l'épaule,** aux angles inférieurs du carré
(fig. 83).

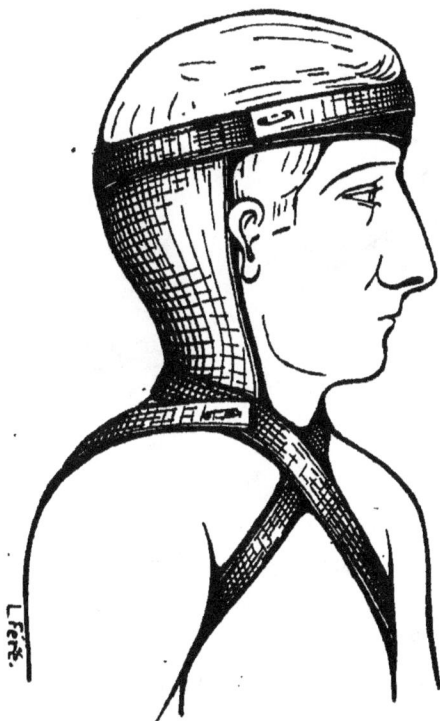

Fig. 83. — Carré de la nuque.

Carré de la région deltoïdienne. — Le carré étant appliqué
sur la région du deltoïde, la bande inférieure *(la plus courte)*
est fixée autour du bras après entre-croisement sur la face
interne. Le chef antérieur de la bande supérieure *(la plus
longue)* passe au-devant de la poitrine, sous l'aisselle opposée
et va, dans le dos, se réunir au chef opposé *(fig. 84).*

Ces bandages sont très utiles pour maintenir les pansements
de ces régions, n'exigeant pas une contention exacte (anthrax,
brûlures, etc.).

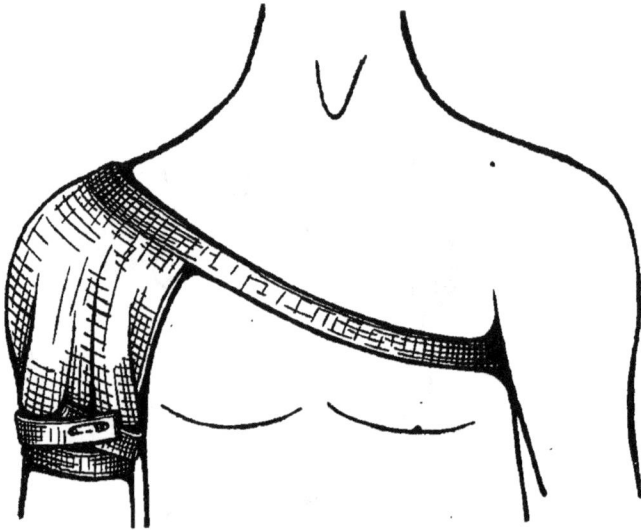

Fig. 84. — Carré de la région deltoïdienne.

Carré sus-sternal

Pièces du bandage. — Compresse carrée, **sur un seul côté**
de laquelle est cousue par son milieu une bande de 1ᵐ40
à 1ᵐ50 environ.

Technique. — Placer le carré au-devant du sternum, le
bord supportant la bande horizontale étant dirigé vers le cou.
Diriger chacun des deux chefs sur la partie latérale du cou,
puis dans le dos, où ils se croisent enfin sous chaque aisselle;
ressortir en avant du thorax et venir finalement les fixer aux
deux angles inférieurs du carré sus-sternal *(fig. 85)*.

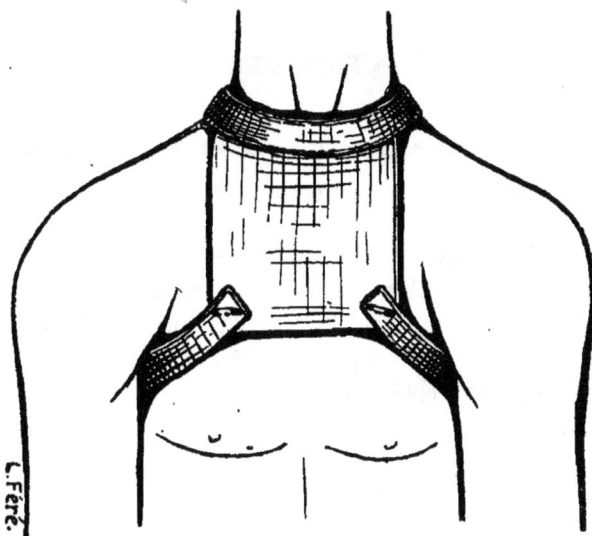

Fig. 85. — Carré sus-sternal.

Usages. — Maintient les pansements de la région pré-sternale.

3° **BANDAGES EN CROIX**

Leur nom est assez significatif par lui-même ; ils se composent de deux bandes se croisant à angle droit. L'on ne décrit guère que la **croix de la tête :** le point de jonction des deux bandes étant appliqué sur une région temporale, faire *d'abord* deux ou trois circulaires verticaux, puis un nombre égal de circulaires horizontaux ; fixer avec des épingles de sûreté (deux bandes de 1ᵐ50 de long sur 5 centimètres de large).

4º FRONDES

Fronde de la tête à six chefs
(Bandage de Galien ou des pauvres)

Pièce du bandage. — Pièce de linge de 85 centimètres de longueur sur 40 centimètres. La diviser en trois chefs au niveau de chacune des deux extrémités qui est dans le sens de la longueur ; laisser un plein de 25 centimètres environ de longueur à la partie médiane.

Technique. — Appliquer le plein sur la tête, les trois chefs pendant de chaque côté. Nouer les chefs **médians sous le**

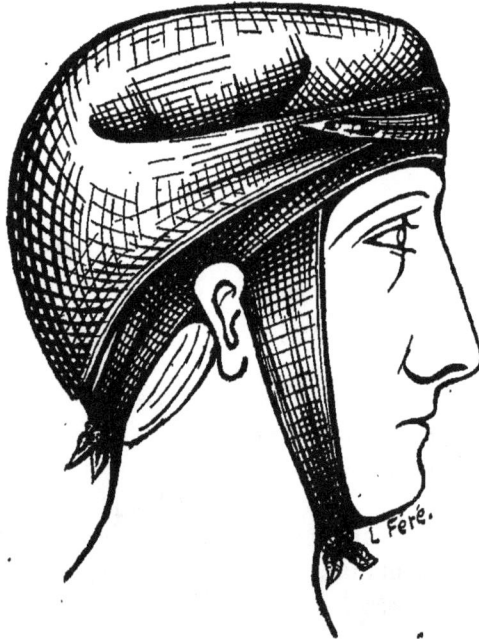

Fig. 86. — Fronde de Galien (à six chefs).

menton ; replier en arrière les chefs antérieurs et les conduire à l'occiput où ils sont croisés et fixés ensuite par des épingles sous les chefs postérieurs maintenus relevés. Quant aux chefs postérieurs, les replier en avant et les ramener horizontalement sur les oreilles et au-devant du front où ils sont croisés et épinglés *(fig. 86)*.

Usages. — Les mêmes que le couvre-chef, mais maintient plus étroitement les pansements ; bandage pratique.

Fronde de la tête à quatre chefs

Simplification du bandage précédent. La pièce de linge est fendue en deux lanières au lieu de trois. Les chefs antérieurs

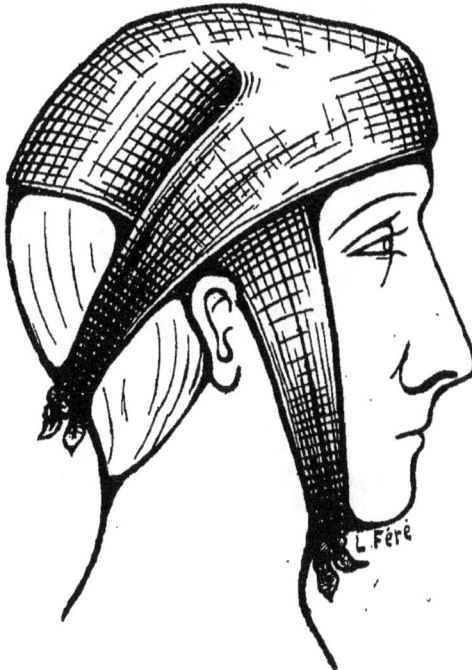

Fig. 87. — Fronde à quatre chefs.

sont **d'abord** ramenés à l'occiput et noués à ce niveau; les chefs postérieurs sont ensuite ramenés en avant et noués sous le menton *(fig. 87)*.

Un artifice ingénieux consiste, au lieu de fendre simplement la bande, à découper de chaque côté un triangle à base externe et à sommet dirigé vers le plein. Les chefs ont ainsi une forme triangulaire dont le sommet est inférieur et la base au niveau du plein Le croisement des chefs en est très simplifié et l'oreille se trouve très facilement isolée et comprise *dans leur angle de croisement.*

Fronde du nez

Pièce de bandage. — Fronde de 80 à 90 centimètres de long sur 8 à 10 centimètres de large. La longueur du plein est de 8 centimètres.

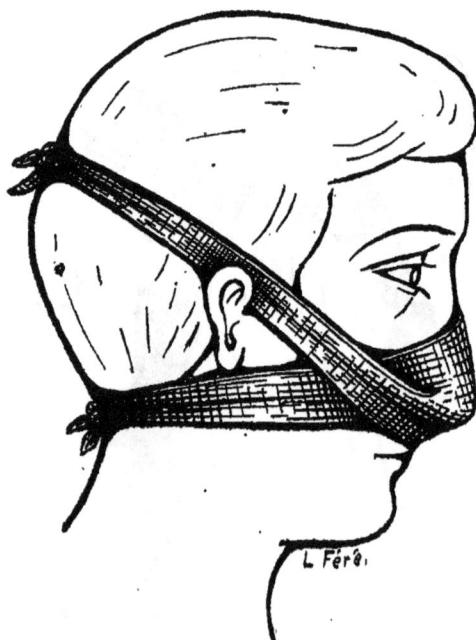

Fig. 88. — Fronde du nez.

Technique. — Appliquer le plein au niveau du nez et croiser les deux chefs de telle façon que les chefs inférieurs *relevés* viennent passer **sur l'oreille** et se nouer à l'occiput, tandis que les chefs supérieurs *abaissés* passent **au-dessous** de l'oreille, vont se croiser à la nuque et sont ramenés au-dessus de l'oreille sur les chefs supérieurs *(fig. 88)*.

Usages. — Ce bandage est très pratique pour maintenir des pansements ou des topiques sur l'extrémité du nez, région particulièrement difficile à recouvrir. Si la nature des lésions le permettait, il serait indiqué de perforer le bandage au niveau des narines et, mieux, d'introduire un petit drain dans chacun de ces orifices artificiels.

Fronde du menton

Pièce du bandage. — Pièce de linge longue de 1 m. 40, et large de 8 à 10 centimètres. Fendre les chefs de façon à avoir un plein d'une longueur de 9 centimètres environ; mais les deux parties ainsi formées devront être inégales dans leur longueur : tandis que le bord supérieur (comprenant les deux chefs supérieurs plus le plein) gardera la longueur de 1 m. 40, le bord inférieur (comprenant les deux chefs inférieurs plus le plein) n'aura qu'une longueur de 90 centimètres.

Technique. — Appliquer au niveau du menton le plein de la fronde. Amener les **deux chefs supérieurs horizontalement**, d'abord le long du maxillaire inférieur, puis sous l'oreille, de façon à gagner la nuque où ils sont maintenus par un aide. Relever alors **verticalement** les **deux chefs inférieurs**, le long des joues, puis sur les tempes, pour venir les croiser et les fixer au sommet ou sur les côtés de la tête. Saisir enfin les chefs supérieurs que l'aide maintenait à la nuque, les croiser sous l'occiput, et les amener, en passant au-dessus des oreilles

9

et en croisant les chefs verticaux, au-devant du front où ils sont croisés puis fixés latéralement *(fig. 89)*.

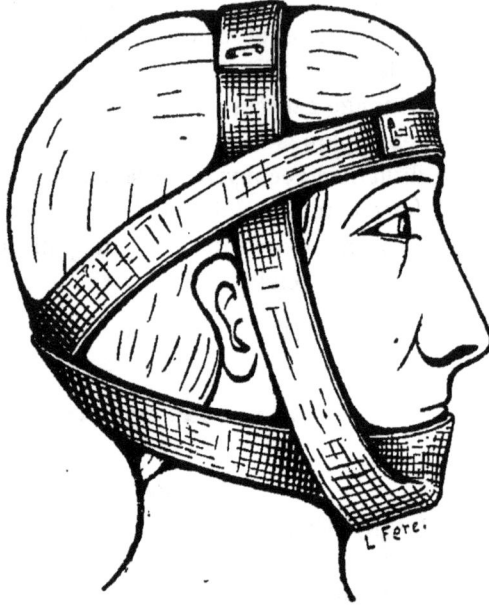

Fig. 89. — Fronde du 'menton.

Telle est la technique classique de la fronde du menton ; elle peut être rendue **beaucoup plus solide** en employant une fronde dont les **deux chefs supérieurs** ont ensemble une longueur de 1 m. 40 et **les chefs inférieurs** une longueur de 1 m. 60 (y compris le plein). Les deux chefs supérieurs étant amenés à la nuque comme précédemment, relever les deux chefs inférieurs verticalement le long des joues, les croiser sur la tête, *les faire redescendre à nouveau sur les joues, les croiser sous le menton et venir en remontant les fixer sur la région temporale*. Quant aux chefs supérieurs, les croiser sous l'occiput et terminer comme il a été décrit plus haut.

Usages. — Excellent bandage, d'une réelle utilité pour maintenir les pansements de la région mentonnière ; est aussi employé dans les fractures de la mâchoire inférieure.

5° **Suspensoirs**
Liens, Lacs et Nœuds divers

Les **suspensoirs** sont des bandages destinés à maintenir les topiques sur des régions saillantes (nez, mamelles, etc.), et à les soutenir en même temps.

Les **liens** sont formés par les tissus les plus divers ; ils

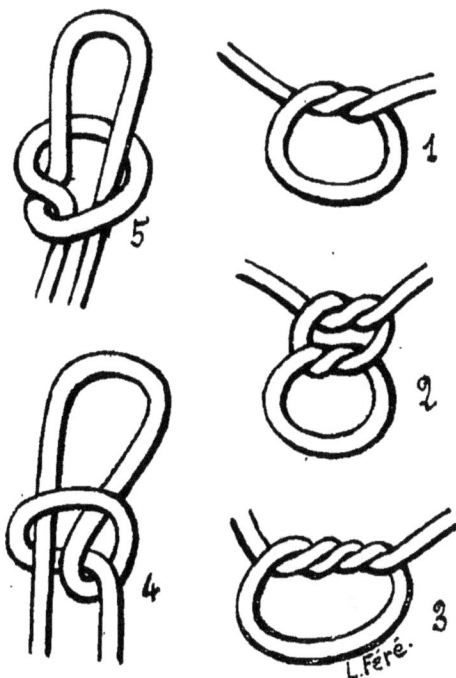

Fig. 90. — Nœuds divers.
1° Nœud simple. — 2° Nœud double. — 3° Nœud du chirurgien.
4° Nœud coulant. — 5° Rosette.

peuvent entourer et maintenir les pièces de pansements ou d'appareils, et portent parfois une boucle à une de leurs extrémités.

Le terme de « lacs » s'applique particulièrement aux liens destinés à embrasser un organe pour exercer sur lui une traction, ou encore aux liens d'un appareil à fracture (Scultet, par exemple).

Les **nœuds** fixent les liens et les lacs ; ils sont évidemment légion. J'en figure quelques modèles d'usage courant *(fig. 90)*.

CHAPITRE V

BANDAGES MÉCANIQUES

Je serai extrêmement bref sur les bandages mécaniques qui n'entrent en aucune façon dans le cadre ni la conception de ce manuel.

L'on peut distinguer :

1º Les **bandages bouclés et lacés.** — Corsets, bas lacés etc. ; bas élastiques, genouillères, etc.

2º Les **bandages herniaires.** — Bandages aussi connus que fréquemment inutiles et mal appliqués ! Ils peuvent être destinés aux hernies inguinales, crurales ou ombilicales ; ils se composent généralement d'une *pelote* obturant l'orifice herniaire et d'un *ressort en acier* maintenant la pelote par son élasticité propre, plus quelques accessoires (courroies, garnitures, sous-cuisses, etc.). Dans certains cas (hernie ombilicale des enfants), ils sont formés d'une simple ceinture en caoutchouc portant en son centre une petite pelote pneumatique.

3º Les **bandages à plaques, ceintures.** — Les ceintures sont *abdominales* ou *hypogastriques*, et jouent soit le rôle d'organe de protection, soit le rôle de réduction ou de soutien. Elles sont généralement en tissu élastique, parfois en laine ou en coutil ; leur mode de fixation est ordinairement la boucle ou le lacet, mais la ceinture peut être. faite sans solution de continuité et s'adapter par sa simple élasticité. Dans certains cas, elles sont renforcées et complétées par une plaque médiane et des ressorts latéraux.

4o Les **appareils orthopédiques proprement dits** ne peuvent être que mentionnés, étant entièrement en dehors de notre cadre.

CHAPITRE VI

APPAREILS DE PRATIQUE COURANTE

LEUR TECHNIQUE

---

1. — APPAREILS PLATRÉS

Il faut avoir à sa disposition de *la* **tarlatane** et *du* **plâtre**, qui en forment les éléments constitutifs ; comme complément, des *bandes de toile* et des *attelles*.

Tarlatane. — La replier en feuilles superposées de façon à arriver à une superposition de 12 à 15 **épaisseurs** environ ; les appareils très légers n'auront que 8 à 10 **épaisseurs**, les appareils destinés à être très résistants pourront aller jusqu'à 16. Faufiler alors en son milieu ou sur les bords le carré de tarlatane ainsi formé, afin de bien unir entre elles les feuilles superposées.

Il s'agit ensuite de *découper* l'appareil : les **attelles** ou les **gouttières** sont le plus souvent employées. Il sera très facile de tailler des *attelles*, qui ont toujours une forme identique, et dont la largeur et la longueur varient seulement suivant les régions. Quant aux *gouttières* : il faut, avant l'opération, glisser sous le membre le carré de tarlatane préparé et dessiner alors avec un crayon les limites futures de l'appareil ; celui-ci variera évidemment avec chaque cas en particulier, mais se conformera aux règles générales suivantes : 1o ne jamais recouvrir le membre qu'aux 2/3 ou 3/4 de sa circonférence ; 2o dans les points ou l'appareil aura un pansement à recouvrir, lui donner *d'abord* à ce niveau *au moins la circonférence totale du membre*, afin que, une fois le pansement appliqué, la largeur de la gouttière soit à peu près ramenée aux mesures précédentes ; 3o dans le cas où la gouttière devra faire un angle droit, celui-ci sera simplement corrigé, au moment de l'application de l'appareil, par un pli de chaque côté (cou-de-pied) ; mais au coude, il sera indiqué de faire au préalable dans la moitié interne une encoche au ciseau qui fera en quelque sorte articulation ; 4o replier en dehors les deux extrémités de la gouttière que l'on garnit d'ouate afin de ne pas blesser la peau ; 5o enfin, en principe, comprendre généralement dans la gouttière l'articulation au-dessus.

Plâtre. — N'employer que du plâtre fin à modeler (plâtre de Paris, plâtre d'albâtre). Il doit être parfaitement sec et conservé en conséquence.

Technique. — Pour préparer la bouillie plâtrée, *le plâtre et l'eau doivent être à peu près à égale quantité, avec prédominance du plâtre* : ainsi, s'il y a quatre mesures de plâtre à verser, il faudra ajouter trois mesures et demie d'eau. Ceci est une moyenne ; il sera, en effet, toujours facile d'augmenter ou de diminuer suivant les cas la quantité d'eau pour obtenir un plâtre plus léger ou plus épais. L'eau s'emploie froide ; tiède ou chaude, elle donne une dessication trop rapide, qui, d'ailleurs, pourra avoir une indication dans certains cas. Comme mesure, prendre un verre, un gobelet quelconque ; l'évaluation de la

quantité totale de plâtre à employer est évidemment approxi-
mative, mais ne pas oublier *qu'il faut ici toujours pécher par
excès ;* rien de plus défavorable qu'une bouillie trop courte.

Donc, dans un bassin ou une cuvette de grandeur convenable,
verser *d'abord* toutes les mesures de plâtre, et *en second lieu*
la quantité correspondante d'eau. Ce *modus faciendi* m'a
toujours donné les meilleurs résultats ; certains auteurs
cependant conseillent de mettre l'eau d'abord et de verser
ensuite au milieu de l'eau le plâtre nécessaire en forme de
pyramide. Quoiqu'il en soit, faire *immédiatement* le mélange
de la manière suivante : les deux
mains placées côte à côte et les
doigts légèrement repliés, vont et
viennent dans le bassin, d'avant en
arrière et réciproquement, *comme
de véritables rateaux ;* de la sorte,
tous les grumeaux sont très facilement sentis et écrasés à leur
passage entre les doigts. Finir en
remuant le mélange avec la main
droite à plat, en palette, qui ap-
précie en même temps la consistance de la bouillie ; si elle parais-
sait trop légère, on peut parfaitement
ment ajouter une certaine quantité
de plâtre, mais, dans le cas contraire, *jamais d'eau.*

Saisir alors l'attelle ou la gouttière déjà préparée et en tremper
une extrémité dans la bouillie
plâtrée : l'imbiber posément, très
complètement, sans hâte aucune.
Ceci fait, enrouler grossièrement

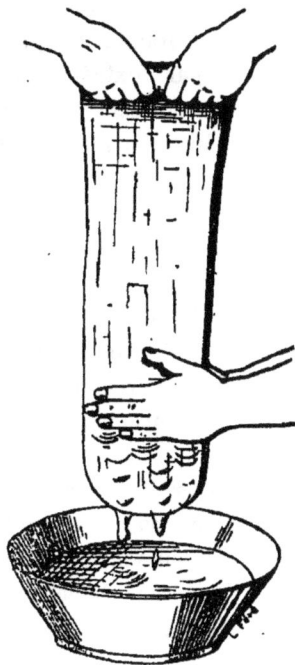

Fig. 91.
Manière de « *laminer* » un
appareil plâtré.

sur elle-même cette partie déjà imprégnée, imbiber le segment suivant, le rouler pareillement et ainsi de suite jusqu'à imprégnation complète de tout l'appareil. Pour plus de sûreté, recommencer en sens inverse en déroulant. Il s'agit maintenant d'*exprimer* et de *lisser* la tarlatane plâtrée ; à cet effet, prier un aide de prendre solidement l'appareil par une extrémité, dont chaque coin est pris entre l'index et le médius d'une main. Appliquer alors étroitement ses deux mains, bien *à plat*, de chaque côté de l'attelle ou de la gouttière, et, à plusieurs reprises, les faire glisser *lentement, très étroitement* de haut en bas, pendant que l'aide fait vigoureusement une contre-extension en sens inverse, c'est-à-dire en haut *(fig. 91)*. Lorsque l'expression paraît suffisante, faire saisir l'appareil par l'extrémité opposée précédemment pendante, et recommencer la même manœuvre de *laminage*. L'appareil est alors parfaitement lisse et net, prêt à être appliqué.

Application. — Il n'est pas indispensable (hormis évidemment le cas de plaie opératoire ou accidentelle) de faire au niveau du membre une application quelconque ; on pourra, si l'on veut, raser les poils et appliquer une mince couche de vaseline ou d'huile. Le membre étant placé et maintenu dans la position jugée convenable, appliquer l'appareil et le fixer immédiatement par des tours de bandes de toile. Dans tous les cas où un appareil plâtré (et d'ailleurs un appareil en général) doit englober l'extrémité d'un membre, il est nécessaire de **laisser découverte l'extrémité** des orteils ou des doigts, afin de pouvoir surveiller la sensibilité et les phénomènes circulatoires. A partir de ce moment, **il est très important que les aides ne bougent plus et conservent exactement au membre la position donnée jusqu'à durcissement suffisant de l'appareil.** Lorsque le plâtre paraît suffisamment résistant, maintenir le tout par l'adjonction d'une attelle de bois (enveloppée de ouate ordinaire, surtout aux extrémités) ; cette attelle variera évidemment de forme suivant les régions ; elle sera fixée par

des bandes de toile et *devra être enlevée au bout de 24 ou
48 heures* (ni plus tôt ni plus tard) ; la dessication du plâtre
est alors totale, et l'appareil n'a plus besoin de soutien.

Dans les cas où l'on prévoit que l'appareil pourra être
souillé (enfants), le garnir dans sa partie supérieure ou
avoisinante de la plaie du tissu imperméable.

Pour enlever un appareil plâtré insinuer les deux mains
en crochet entre les bords de la gouttière et la peau ; un aide
placé en face fait de même. Tirer alors fortement en sens
inverse de façon à l'ouvrir *très largement ;* continuer jusqu'à
son extrémité. Si le membre était recouvert d'un pansement,
il faudrait *au préalable* couper ce pansement aux ciseaux dans
toute sa longueur, de façon à laisser le pansement attaché à
l'appareil lorsque le membre sera soulevé. Dans le cas où
l'appareil plâtré enveloppe la circonférence totale, le fendre en
long avec des cisailles spéciales ; un fort couteau ferait plus
péniblement le même office en traçant un sillon progressivement plus profond.

Retenir enfin que, toujours, un appareil plâtré doit être
surveillé ; au début, il peut être trop serré et produire des
troubles circulatoires plus ou moins graves ; ou bien le
membre diminué de volume peut ne plus être suffisamment
contenu ; parfois le plâtre perd rapidement sa consistance et
n'exerce plus sa contention. C'est ainsi que se produisent
souvent les consolidations vicieuses dans les fractures, et
c'est pourquoi il ne faut jamais abandonner la surveillance de
ces appareils.

2. — APPAREILS EN CARTON

Dans certaines fractures (humérus à la partie moyenne), le
carton forme un excellent et très suffisant appareil.

Prendre du gros carton de relieur de 2 à 4 millimètres d'épaisseur ; y découper les attelles de la longueur et grandeur nécessaires ; les tremper, *en long, sans les plier*, dans un récipient renfermant de l'eau très chaude, et cela durant deux minutes environ. Les appliquer alors sur le membre préalablement garni d'un bandage roulé ou d'une couche épaisse de ouate, et les fixer par des bandes de toile.

Le carton met *36 heures* à durcir : il est donc indiqué de maintenir pendant tout ce temps la bonne adaptation de l'appareil par des attelles en bois, qui seront enlevées au bout de 48 heures environ.

3. — APPAREILS SILICATÉS

On emploie **le silicate de potasse** qui doit être très pur : l'impureté du produit nuit considérablement à la bonne solidification de l'appareil.

L'on préparera, d'autre part, des *bandes de tarlatane sèche* de 5 mètres de long sur 8 à 12 ou même 15 centimètres de large suivant les cas ; les bandes ne doivent jamais être très longues, leur centre *s'imprégnant alors très difficilement.*

Garnir le membre d'ouate, en couche abondante et bien égale, et appliquer au-dessus plusieurs bandes de toile qu'il **importe de bien serrer**, afin d'éviter un appareil trop lâche.

Ceci fait, verser *largement* le silicate dans un récipient approprié ; y placer les bandes, d'abord *verticalement*, et arroser de silicate toute la partie non immergée, comme si on voulait le faire pénétrer dans les interstices des tours de tarlatane et dans le milieu de la bande. Plonger alors entièrement le globe dans la solution, et *le malaxer étroitement* pour l'imbiber très complètement *(ce qui est difficile)* jusqu'à ce que la bande ne donne plus à la main qui la presse la sensation d'aucune résistance. (Le *nombre* de bandes est variable, mais on calcule, qu'en moyenne, *six* épaisseurs de tarlatane silicatées sont nécessaires pour obtenir un appareil solide).

Les bandes silicatées sont ensuite appliquées sur les bandes de toile, qu'elles recouvrent exactement; la fin de chaque bande étant toujours peu imprégnée de silicate, il est bon de l'imbiber avec la main. Il faut **renforcer l'appareil** à tous les points de flexion, et cela par l'application d'une bande supplémentaire à ce niveau.

L'appareil étant terminé, l'arroser (en petite quantité) de silicate, que la main lisse soigneusement pour opérer en quelque sorte un vrai **vernissage**. Envelopper le tout d'une alèze ou d'un journal protecteurs jusqu'à dessication complète.

Un appareil silicaté n'est guère sec *avant 36 ou 48 heures*, quelquefois avant 3 jours; son exposition à l'air hâte la solidification.

On peut rendre l'appareil beaucoup plus rigide en y incorporant une (suffit généralement) ou plusieurs attelles, en bois, en zinc, mais **surtout en toile métallique.** Cette adjonction devient *absolument nécessaire*, lorsque des articulations importantes, comme le genou, sont prises, ceci afin d'éviter la déformation parallèle de l'appareil. Dans l'appareil de Verneuil, pour immobiliser l'articulation de la hanche, en emploie une attelle en T, en toile métallique, dont la branche horizontale se moule autour de la partie inférieure du thorax, et dont la branche verticale descend extérieurement jusqu'au-dessus de la malléole externe.

Le silicate de potasse est caustique; éviter donc autant que possible d'en laisser séjourner sur la peau, au voisinage de l'appareil.

Quant aux mains du chirurgien, le meilleur moyen de les déterger est de les plonger et les laver dans de l'eau très chaude.

Pour **enlever** l'appareil, le couper longitudinalement avec de fortes cisailles ou faire prendre un bain au malade.

4. — APPAREIL DE SCULTET

Je le décrirai pour une fracture de cuisse ; il est bien évident que pour une fracture de jambe, l'appareil sera exactement le même, mais diminué de moitié.

Pièces nécessaires. — Les mesures qui vont suivre ont été prises sur un adulte de taille et de corpulence moyennes : elles constituent une approximation très suffisante qu'il sera facile de faire varier avec chaque cas :

1o **Un drap fanon A** ou bien un carré de forte toile, larg. 0,80, long. 0,85 environ.

2o **Une attelle externe C** de 1^{m}06 de long $\rbrace$ sur 5 cent.
3o **Une attelle interne B** de 0,80 à 0,85 de long $\rbrace$ de large
4o **Deux attelles D D'** de 0,32 et 0,30 de long $\rbrace$

5o **Quatre coussins E** en balle d'avoine, correspondant exactement comme mesures aux quatre attelles ci-dessus, mais de 8 cent. de largeur au lieu de 5.

6o Environ **25 bandelettes séparées F** dont la longueur doit pouvoir faire une fois et demie le tour du membre ; donner à peu près 0,70 à 0,75 aux 6 premières ; 0,60 à 0,65 aux 6 suivantes ; 0,50 à 0,55 aux 5 suivantes, et 0,38 à 0,45 aux 8 restantes. La largeur est uniformément de 6 centimètres.

7o **Cinq compresses longuettes H** de 0,70 à 0,75 de longueur, sur 0,12 à 0,15 de large.

8o **Cinq lacs O.**

9e **Un bandage de corps R** avec un **gousset G** où sera introduite l'extrémité supérieure de l'attelle externe.

Disons immédiatement qu'en *cas d'urgence*, on peut parfaitement, d'après ces mensurations, confectionner un très suffisant appareil de Scultet avec une large serviette (drap), de la vieille toile (compresses, bandelettes, bandages), du

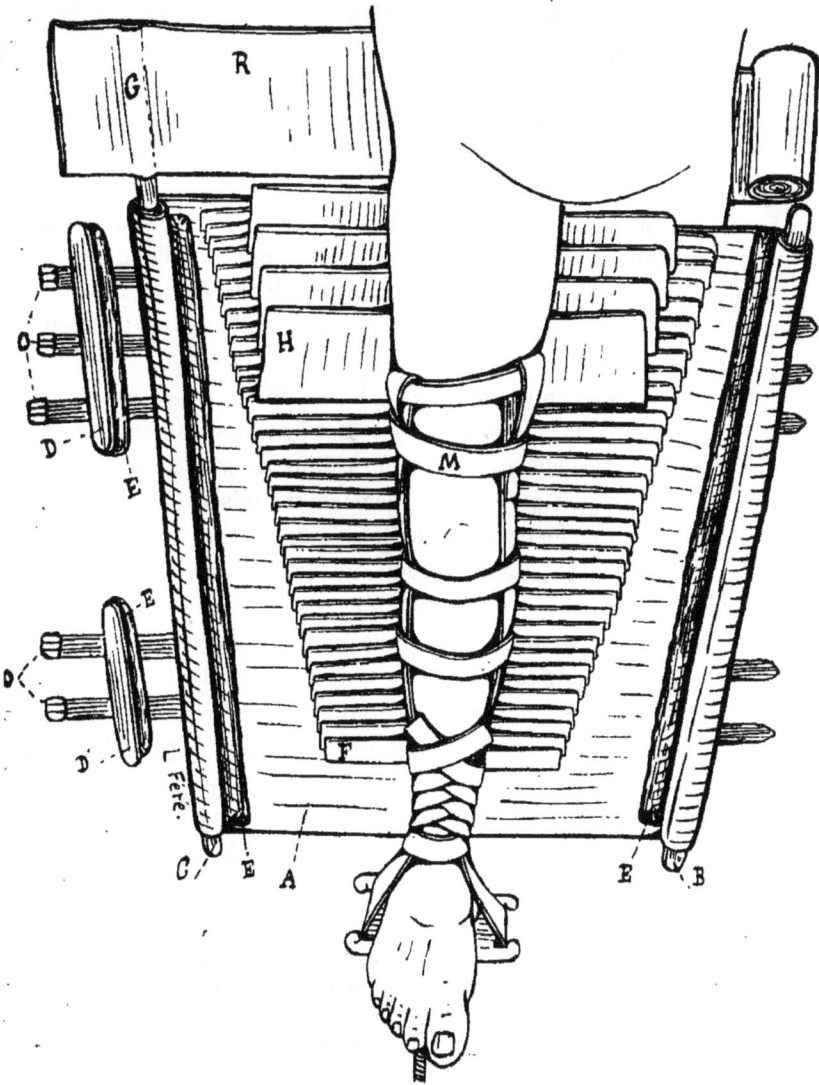

Fig. 92. — Appareil de Scultet.

A. Drap fanon. — B. Attelle interne. — C. Attelle externe. —
D D', Petites attelles. — E. Coussins. — F. Bandelettes. — H. Compresses longuettes. — O. Lacs. — G. Gousset du bandage de corps. —
R. Bandage de corps. — M. Bandelettes de diachylon circulaires.

zoster ou de la paille (coussins), des planchettes de bois et des liens quelconques.

Confection de l'appareil. — Sur une large table, appliquer à plat le drap fanon. Faire un pli à l'extrémité supérieure pour la distinguer plus tard.

Appliquer au-dessus les bandelettes, la première près du bord supérieur du drap fanon, les plus longues d'abord, en continuant ensuite par ordre de grandeur décroissante; chaque bandelette s'imbrique *sur* la précédente en recouvrant à peu près sa moitié inférieure.

Saisir les deux plus longues attelles et les poser chacune sur un bord latéral du drap fanon *et au-dessus* de l'extrémité des bandelettes ; les enrouler alors dans le drap fanon et les bandelettes jusqu'à ce que leur écartement laisse *très juste* la place pour y placer côte à côte les deux coussins correspondants aux deux attelles. Placer sur ces coussins les deux coussins restant, surmontés chacun de leur attelle respective, et fixer le tout par les lacs bien serrés. Embrocher enfin, par son gousset, le bandage de corps dans la partie de l'attelle externe qui dépasse et l'enrouler tout autour.

L'appareil de Scultet est terminé et prêt à être appliqué.

Application de l'appareil. — S'il y a lieu, l'extension continue à être appliquée au préalable (1); la réduction est obtenue et les aides maintiennent le membre dans la position voulue.

Desserrer les lacs, ouvrir l'appareil, enlever les coussins et les attelles *libres* et glisser, jusqu'à la racine de la cuisse, le

---

(1) Les bandes de diachylon peuvent ne pas être fixées par un bandage roulé, les bandelettes de l'appareil devant elles-mêmes former le croisé sur la face antérieure du membre. Il suffit de les fixer par des tours circulaires de bandes de diachylon M..

drap fanon avec ses bandelettes, dont les extrémités latérales
sont encore enroulées dans les attelles externe et interne.
Dérouler alors complètement l'appareil, et enlever les deux
attelles. Arroser *abondamment* d'alcool camphré les compresses longuettes et les bandelettes et poser le membre sur
l'appareil, les aides maintenant toujours l'extension et la
contre-extension.

Il s'agit maintenant d'appliquer les bandelettes. Commencer
au niveau des malléoles. Le chirurgien saisit le chef externe
de la bandelette, son aide, placé en face de lui, le chef interne,
et ils exercent tous les deux une traction suffisante pour bien
tendre la bande. L'aide maintenant toujours sa traction, l'opérateur porte son chef *obliquement et en haut* sur la face
antérieure de la jambe, qu'il contourne *étroitement* pour aller
border du côté opposé ; l'aide fait *immédiatement* la même
manœuvre avec son chef : la bandelette fait donc un *croisé
antérieur*. Il importe beaucoup que l'application en soit très
exacte et que les plis soient *bien lisses* au niveau où l'on doit
border la bande. Les autres bandelettes sont appliquées de la
même façon ; quant aux compresses longuettes, elles sont
appliquées à leur tour, et les bandelettes sous-jacentes sont
ensuite appliquées au-dessus d'elles.

Ceci fait, placer l'attelle externe sur le bord latéral externe
du drap fanon (1), l'attelle interne sur le bord latéral interne, et
enrouler de chaque côté le drap autour d'elles. Lorsque le
rouleau ainsi formé arrive *très près* du membre, de façon *à
former presque un angle ouvert en haut*, glisser dans chacune

---

(1) C'est uniquement pour la démonstration que le dessinateur a
placé l'attelle externe C dans le gousset G, au début de l'application
de l'appareil. En réalité, l'attelle reste complètement libre durant
toute l'application de l'appareil, et ce n'est que lorsque l'appareil
est appliqué, que le gousset G vient « coiffer » l'extrémité libre
de l'attelle externe.

de ces rainures, en dehors et en dedans du membre, les coussins correspondant à l'attelle ; l'adaptation doit être *très étroite* et se faire surtout par *le bord inférieur* des attelles et des coussins. Faire maintenir le tout par un aide.

Glisser enfin les lacs au-dessous du membre (au moyen d'une attelle que l'on coiffe du lac), appliquer au-dessus de la partie moyenne de la cuisse et de la jambe les petits coussins surmontés de leur attelle respective et serrer les lacs par dessus (3 à la cuisse, 2 à la jambe).

Il ne reste plus qu'à mettre en place le bandage de corps, maintenu par son *gousset* dans l'extrémité supérieure de l'attelle externe, et à fixer le pied à angle droit par une *bande plantaire*, dont le plein est appliqué sous la plante du pied, et dont les deux chefs, se croisant sur la face dorsale, vont se fixer au drap fanon recouvrant les attelles latérales et *jamais aux coussins*.

Le membre est enfin placé sur un grand coussin de balle d'avoine, et un large cerceau empêche le contact des draps.

L'appareil de Scultet rend de très grands services dans les fractures de la cuisse et de la jambe ; mais il faut savoir qu'il se desserre très facilement et que la tension des lacs et l'ajustement des coussins et des attelles doit être révisé au moins tous les 2 ou 3 jours.

5. — APPAREIL A EXTENSION CONTINUE

Choisir autant que possible un lit en fer, enlever oreillers et traversin et ne laisser pour la tête qu'un petit coussin.

Faire tailler une petite planchette de bois plus large que l'écartement des malléoles, et ayant la moitié ou les 2/3 de sa hauteur : c'est *l'étrier* A. En échancrer les bords latéraux et fixer en son milieu une vis ordinaire à crochet.

Dans un rouleau de diachylon, couper deux longues bandes B de 5 cent. environ de large, et d'une longueur suffisante pour que, repliées en deux sur elles-mêmes, elles dépassent *très largement* d'au moins 30 centimètres, la longueur totale du membre, du trochanter au talon.

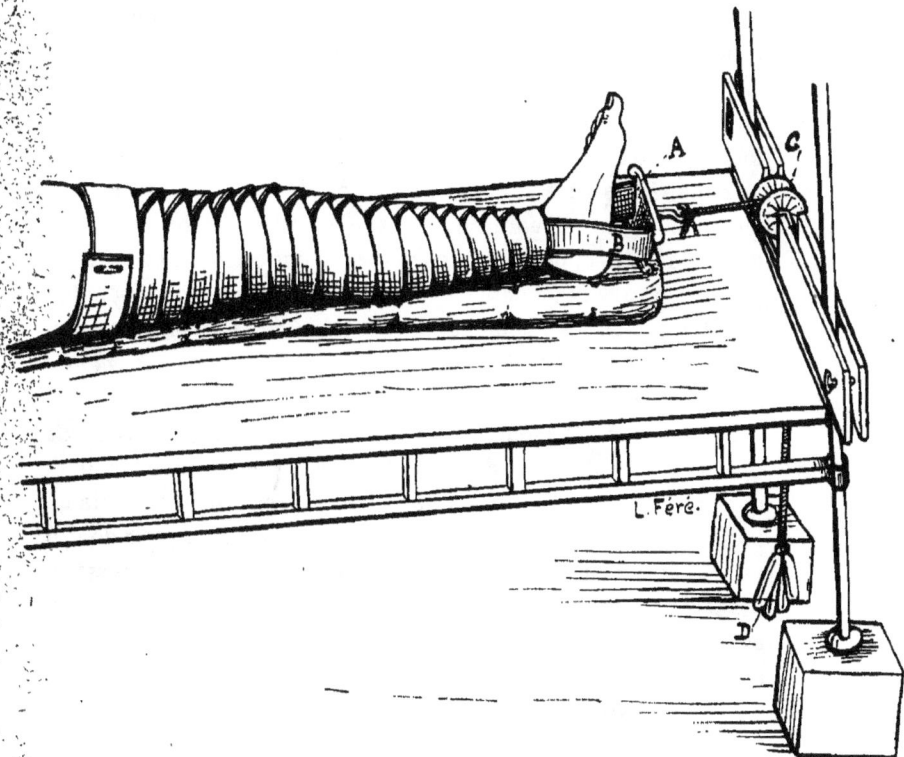

Fig. 93. — Appareil à extension continue.

Superposer ces deux bandes par leur milieu et pratiquer à ce niveau un trou que l'on fait traverser par la vis de l'étrier. Bien appliquer le diachylon sur la face inférieure de la planchette et ramener de chaque côté les deux chefs dans les échancrures latérales, mais en les faisant *diverger* légèrement, de telle façon, qu'au lieu de rester superposés, ils ne se recouvrent plus qu'à la moitié ou aux deux tiers.

L'on peut n'employer qu'une seule bande de diachylon *(fig. 93)*, mais dans ce cas elle doit être plus large afin d'avoir la résistance suffisante à la traction des poids.

Le membre étant alors placé en position convenable et la réduction obtenue, faire maintenir par un aide l'étrier *à 10 cent. environ de la face plantaire*, et ramener les bandes de diachylon sur les faces latérales externe et interne du membre inférieur, où elles sont fixées à un bandage roulé commençant aux malléoles et s'arrêtant un peu au-dessous du foyer de la fracture. A ce niveau, replier sur le bandage les chefs de diachylon qui dépassent encore largement en haut et les fixer par un spiral descendant. *A noter* que les bandes de diachylon ayant toujours de la tendance *à remonter* sur la face antérieure de la jambe, doivent être plutôt placées sur la *moitié postérieure*.

Placer alors le membre sur un coussin, *surélever les pieds du lit* par des taquets de bois afin de former un plan incliné, et accrocher enfin à la vis de l'étrier une cordelette solide à laquelle sont suspendus des poids D quelconques, mais dont il est *nécessaire* de connaître la valeur (2 à 5 kilos *progressivement*). La cordelette doit se réfléchir sur une poulie C dont il existe divers modèles, au besoin sur un manche à balai ou un dossier de chaise.

La *contre-extension* se fait par le simple poids du corps sur le plan incliné; il peut être utile dans certains cas de placer un lac contre-extensif enserrant la taille ou le bassin et se fixant des deux côtés du lit.

6. — GOUTTIÈRES

Les gouttières sont des appareils de forme demi-cylindrique destinés à contenir les membres dont ils embrassent généralement la demi-circonférence (Chavasse).

Les gouttières habituellement employées sont en **treillis métallique**; mais l'on emploie encore soit des gouttières à parois pleines et rigides (bois, cuivre, etc.), soit des gouttières à parois modelables suivant la volonté du chirurgien (plâtre, carton, gutta-percha, etc.). J'étudierai seulement les gouttières en treillis métallique, les plus pratiques et les plus employées.

Gouttières en treillis métallique. — Comme leur nom l'indique, elles sont formées d'un treillis métallique dont les fils de fer varient en force suivant le volume de l'appareil. Ces fils sont soutenus sur les bords par un cadre en fer très résistant.

Les gouttières présentent quelques types classiques, suivant le membre à recouvrir : *Attelle palmaire* pour la main, *flexion à angle droit vertical ou horizontal* pour le coude, *direction rectiligne* pour le membre inférieur avec semelle plantaire, etc. Les gouttières du membre inférieur présentent toutes une large solution de continuité au niveau du talon et un support à ce niveau pour maintenir la jambe légèrement relevée.

Préparation d'une gouttière. — Si le membre blessé ne présente pas de plaie, matelasser la gouttière avec une large feuille de **lint,** la surface gommée à l'extérieur; le lint est une sorte de tissu-charpie gommé sur l'une de ses faces ou parfois sur les deux. Ajouter au-dessus une feuille de grandeur équivalente d'ouate ordinaire. Les feuilles de lint et d'ouate doivent **largement dépasser** les bords de la gouttière, de façon à

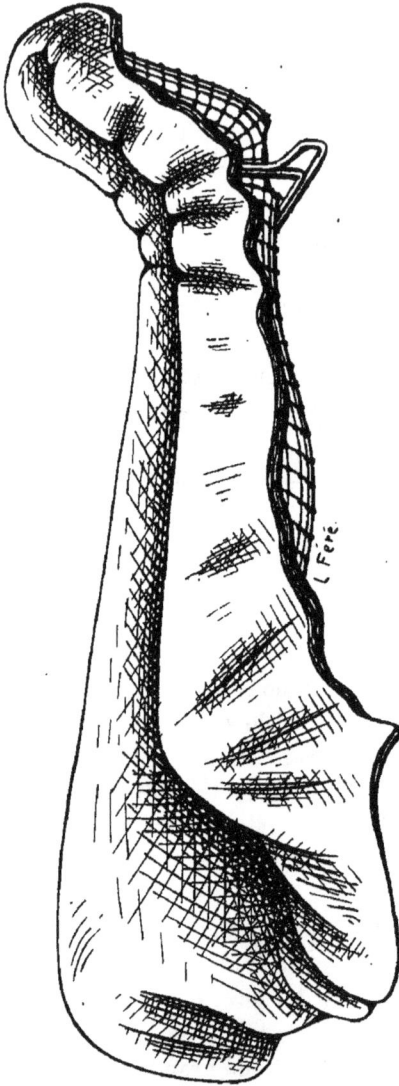

Fig. 94. — Gouttière garnie.

pouvoir être repliées sur le membre et l'envelopper. Si l'on ne possédait pas de lint, l'on garnirait simplement la gouttière avec une épaisse couche d'ouate; mais le lint offre le grand avantage d'offrir, avec sa surface lisse et gommée, un enveloppement plus régulier et plus résistant.

Lorsque le membre est placé dans la gouttière, il doit y être « **calé** », c'est-à-dire que toutes les parties qui offrent soit une dépression, soit une épaisseur insuffisante, doivent être abondamment garnies d'ouate en quantité. J'insiste à ce sujet sur deux points : 1° ne pas oublier, pour le membre inférieur, de placer un tampon épais *sous le tendon d'Achille* et non pas sous le talon ; 2° dans tous les cas, veiller à bien matelasser le *bord supérieur* de l'appareil ; les malades ou blessés accusent très souvent une gêne souvent fort douloureuse à ce inveau, et la cause unique en est une protection insuffisante contre la pression du bâti de fer de la gouttière.

Lorsque le membre traumatisé est le siège de plaies plus ou moins étendues, il est nécessaire de placer **au-dessus** des feuilles de ouate une largeur correspondante de taffetas gommé ou chiffon, afin d'éviter la souillure de l'appareil par des liquides infiltrés; un pansement approprié a, bien entendu, été appliqué au préalable au niveau des lésions.

Pour placer le membre dans l'appareil, glisser la gouttière **dans le sens de la longueur** sous le membre préalablement soulevé; *ne jamais chercher à l'insinuer latéralement*. Ceci s'applique uniquement aux membres inférieurs, les membres supérieurs jouissant d'une plus grande maniabilité.

La *gouttière* est finalement complétée soit par des tours de bande qui la maintiennent comme s'il s'agissait d'un bandage ordinaire, soit plus simplement par des lacs fixés sur les bords de l'appareil ou l'entourant complètement.

J'ai décrit l'appareil classique journellement utilisé dans la pratique courante; il existe encore un très grand nombre de modèles de gouttières où s'est largement dépensée l'ingéniosité des constructeurs, mais dont la description n'entre en aucune façon dans les limites modestes de ce manuel. Je mentionnerai simplement la **Gouttière de Bonnet** et la **Gouttière de Nicaise,** qui immobilisent les membres inférieurs, le bassin et le tronc.

Usages.— Les gouttières sont **d'excellents appareils d'immobilisation temporaire,** soit que l'on veuille laisser au gonflement primitif le temps de se résoudre, soit que le chirurgien n'ait pas sous la main les éléments de l'appareil définitif.

Elles sont encore d'une très grande utilité lorsque des pansements répétés viennent compliquer l'immobilisation, exigeant un appareil facilement maniable que les souillures du pansement ne pourront altérer (comme le plâtre, par exemple).

Dans les cas enfin de fractures sans déplacement ou avec déplacement minime, les gouttières pourront très suffisamment maintenir le membre durant la période nécesaire.

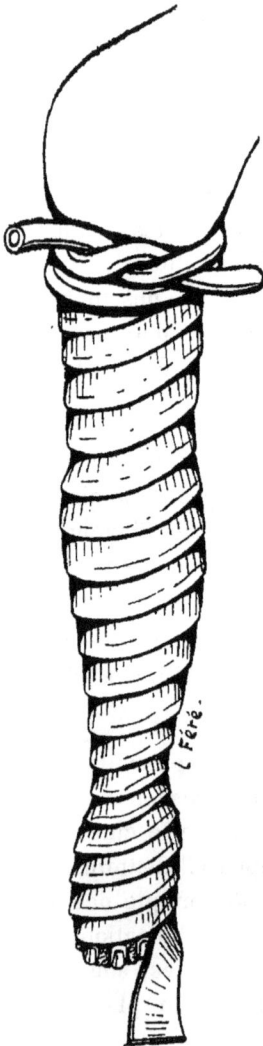

7o BANDE D'ESMARCH

L'appareil d'Esmarch se compose : 1o *d'une* **bande** de caoutchouc de 8 à 9 mètres ; 2o *d'un* **gros tube** de caoutchouc rouge terminé, d'un côté, par une chainette, de l'autre, par un crochet ; un gros drain peut au reste parfaitement le remplacer.

Application. — Elever pendant 3 à 4 minutes le membre malade ; placer un peu de ouate entre les doigts ou les orteils et au niveau des saillies osseuses les plus prononcées. Laisser pendre **le chef initial libre** et appliquer la bande (en commençant bien entendu par les extrémités) au moyen de tours bien serrés de spire se recouvrant seulement par leur *1/3 ou 1/4 supérieur ; bien tendre* la bande à chaque tour. Surtout pas de renversés ni de huit de chiffre.

Dépasser franchement le lieu du champ opératoire futur et, sur les derniers tours ou *immédiatement* au-dessus d'eux, enrouler **vigoureusement** le tube rouge, dont on maintient la constriction en fixant au

Fig. 95.
Bande d'Esmarch appliquée.

crochet un des anneaux de la chaînette. Si l'on employait un drain, il suffirait de le croiser sur la face opposée du membre et de le ramener en avant où les deux extrémités sont fixées par une pince-clamp ou plus simplement nouées. Il n'y a plus alors qu'à tirer sur le chef initial resté libre et à dérouler la bande de caoutchouc de **bas en haut, en sens inverse** de son application.

Le tube rouge circulaire ou le drain restent seuls durant l'intervention; l'opération terminée, un aide le desserre doucement pour permettre au chirurgien de pratiquer l'hémostase.

CHAPITRE VII

TECHNIQUE GÉNÉRALE D'UN PANSEMENT

Il faut distinguer :

1º **Le pansement sec.** — Plaies aseptiques.

2º **Le pansement humide.** — Plaies septiques ou en imminence d'infection.

1. — PANSEMENT SEC

A une plaie aseptique correspond un pansement sec.

Pour appliquer un pansement sec, l'on peut saupoudrer d'abord la plaie d'iodoforme, salol, aristol ou autre poudre antiseptique : mais cette application n'est *pas nécessaire* et elle doit *être surtout évitée avec les agrafes de Michel* (il se forme un magma adhérent qui ensevelit les agrafes). Recouvrir la plaie et la zone avoisinante de **gaze** ektoganée, salolée, boriquée, phéniquée ou sublimée (au choix), d'**ouate hydrophile**, recouverte elle-même d'une couche d'**ouate ordinaire** ; appliquer enfin le **bandage** approprié suivant les règles classiques. Protéger le pansement, si nécessaire, par un carré de mackintosch (enfants, opérations sur la bouche...

Certains épidermes sont très sensibles à l'*iodoforme* et au *salol* qui, soit en nature, soit incorporés à la gaze, provoquent des accidents eczémateux locaux parfois très intenses et même des éruptions généralisées scarlatiniformes (sans gravité d'ailleurs).

Ce premier pansement doit rester en place 6 à 7 jours, *sauf* les trois cas suivant où il doit être renouvelé : 1° *élévation importante* ou *persistante* de la température ; 2° *souillure* des pièces de pansement; 3° *constriction trop forte*. Vers le septième jour, le pansement est défait, la plaie est nettoyée, les sutures enlevées en totalité ou en partie (dans ce dernier cas, commencer toujours par les *points les plus grands*). Les agrafes doivent, dans la plupart des cas, être enlevées assez rapidement : les deux tiers, le 5me ou 6me jour et le reste le 7me jour. Chez les jeunes enfants même, il est bon de ne pas dépasser le 5me jour et d'en enlever déjà le 4me (l'on évite ainsi une cicatrice très apparente). S'il y a un drain, l'enlever et presser ensuite sur son trajet pour bien exprimer les exsudats divers qu'il peut contenir; lorsque le drain est long et dépasse 8 à 10 centimètres, il vaut mieux le couper à moitié, mais *jamais* le retirer complètement pour le replacer ensuite : dans les plaies *aseptiques*, en effet, si un drain doit être remplacé, c'est un drain *neuf* qui doit être substitué. En cas de nécessité, *passer l'ancien* à l'eau très chaude et au sublimé. Nettoyer enfin à nouveau la plaie et renouveler le même pansement.

Au bout de 48 heures, enlever, s'il y a lieu, les sutures et le drain restants, faire un nettoyage soigneux et appliquer sur la ligne de suture et l'orifice du drain une couche de *pommade astringente* (salicylate de bismuth, oxyde de zinc). Compléter le pansement par quelques feuilles de gaze antiseptique, de la ouate et une bande. *A renouveler au bout de 3 jours :* la cicatrisation est généralement terminée et il suffit d'appliquer sur l'orifice du drain (qui tarde toujours à se fermer) quelques bandelettes de leucoplaste : maintenir le tout par un pansement très léger.

Dans certains cas, on a recours à l'*obturation complète* de la
plaie (à la face par exemple, pour l'opération du bec de lièvre,
l'extraction d'un kyste sébacé, etc.). Après nettoyage minu-
tieux, il suffit de protéger la plaie par une mèche de gaze
antiseptique et de recouvrir le tout par des bandelettes de
gaze iodoformée que l'on imbibe de collodion.

2. — PANSEMENT HUMIDE

**A une plaie infectée ou en imminence d'infection cor-
respond un pansement humide.**

J'insiste ici tout particulièrement sur les *plaies contuses
industrielles*, les *plaies traumatiques accidentelles*, *même
les plus bénignes* en apparence : il faudra *toujours* commencer par un pansement humide, qui, joint au lavage méticuleux
de la plaie et à une réunion *très peu hermétique* des tissus,
évitera parfois les désastres les plus inattendus.

Le pansement humide sera souvent précédé soit de **pulvéri-
sations prolongées** avec le **pulvérisateur de Lucas-Championnière**, soit d'un **bain chaud antiseptique** (40º à 45º) de la
région; dans tous les cas, la plaie sera nettoyée *dans toutes
ses anfractuosités* (liqueur de Van Swieten étendue, *eau oxy-
génée* coupée à 1/2, eau phéniquée faible), les clapiers ou
fistules seront vidés ou exprimés, les drains seront nettoyés
par des injections antiseptiques répétées, qui auront en même
temps l'avantage de faire le lavage intérieur de la plaie.

Préparer alors *parties égales* (ou proportions plus faibles
suivant les cas) de liqueur de Van Swieten et d'eau tiède ; y
plonger des **mèches de gaze aseptique** qui, exprimées au
préalable, seront placées dans la plaie ou au niveau des
clapiers ; les recouvrir **de carrés de gaze aseptique**, imbibés

pareillement et exprimés ensuite, qui devront dépasser *largement en tous sens* la zone infectée. Recouvrir ou envelopper de **taffetas chiffon**, puis **d'ouate** et enfin d'un **bandage** simplement *contentif* et *très peu serré*.

Les pansements humides doivent être renouvelés **au moins tous les jours** et souvent plusieurs fois par jour. Quant aux drains, ils seront raccourcis progressivement et enlevés lorsque l'écoulement purulent aura à peu près cessé.

Lorsque les phénomènes infectieux ont disparu et qu'il ne reste plus que des plaies *franchement bourgeonnantes*, on peut, si elles sont profondes, les saupoudrer d'une poudre antiseptique et rapprocher les bords par des bandelettes de **Leucoplaste**; si elles sont en surface, appliquer à même les bandelettes; dans les deux cas, renouveler le pansement tous les deux ou trois jours. Des applications de pommade astringente (salicylate de bismuth ou oxyde de zinc) seront aussi très utiles et pourront d'ailleurs heureusement *alterner*.

Les plaies dont la réparation languit seront très favorablement influencées par des pansements au *bleu de méthylène* (badigeonnages à la solution à 0,50/100), à *la teinture d'iode* (badigeonnages), à *l'onguent styrax*, au *perborate de soude* (saupoudrer), à *l'ektogan* (pommade à 20/100). Renouveler tous les deux jours.

Je dirai enfin que les pansements humides antiseptiques ne sont pas toujours bien supportés et donnent lieu à des réactions douloureuses ou inflammatoires très vives. Dans ce cas, il faut employer **l'eau bouillie stérilisée** qui donne d'excellents résultats; la technique est la même, mais le liquide seulement diffère.

Une mention spéciale doit être accordée aux *plaies des diabétiques*, dont on connaît la gravité particulière. La méthode qui m'a toujours donné d'excellents résultats est la suivante : au moment du pansement, *nettoyer parfaitement* (c'est très important) la plaie avec une solution antiseptique faible. Appliquer ensuite le pansement humide avec des compresses trempées dans une *solution de bicarbonate de soude à 2/100*. Les résultats en sont surprenants.

Quelques points particuliers de la technique des pansements.

Lorsqu'un pansement antiseptique sec doit être **appliqué à demeure** sur une plaie non infectée, **mais qui pourrait le devenir** (fracture compliquée, par exemple), il est bon de *saupoudrer au préalable* les carrés de gaze antiseptique de poudre de salol ou d'ektogan qui sont alors *repliés une fois* sur eux-mêmes et appliqués circulairement.

Dans les grands écrasements, dans certains cas de *plaies contuses larges, déchiquetées* (qui ne présentent pas d'accidents infectieux immédiats), on peut recourir à la méthode de l'**embaumement** (Reclus), qui *permet surtout d'attendre* un moment plus favorable pour une intervention opportune. On utilise la pommade suivante, dont la formule est de Reclus, mais que j'ai légèrement modifiée par l'adjonction de l'orthoforme.

Iodoforme......................	1 gr.
Orthoforme....................	4 gr.
Antipyrine....................	5 gr.
Salol	3 gr.
Acide borique................	3 gr.
Acide phénique neigeux........	1 gr.
Sublimé corrosif.............	0,10 centig.
Vaseline.....................	200 gr.

Il faut commencer par un **nettoyage prolongé et rigoureux** des plaies. De petits carrés de gaze antiseptique sont ensuite imbibés de la pommade et portés dans toutes les anfractuosités afin de les combler. Appliquer au-dessus, *en* *grand nombre,* de plus grands carrés de gaze également imbibés de la pommade ; recouvrir *très largement* d'ouate hydrophile et terminer par un bandage compressif. Dans les jours suivants, *surveiller avec soin la température.* Ce pansement peut rester facilement 8 jours et même jusqu'à *un mois* (sauf complications).

La *pommade de Lucas-Championnière* peut rendre aussi les plus grands services, particulièrement dans les brûlures à la phase de réparation ; sa formule est la suivante :

Microcidine......................	0,10 cent.
Essence de géranium..........	
— de thym..............	*àà* 0,025.
— de verveine...........	
— d'origan..............	
Vaseline blanche..............	50 gr.

La préparation peut prendre parfois dans les jours suivants, une teinte foncée et même noirâtre, qui n'altère en rien ses qualités.

Dans toutes les réparations de plaies, la pommade suivante m'a aussi rendu de grands services :

Orthoforme....................	4 gr.
Résorcine.....................	2 gr.
Salicylate de bismuth.........	10 gr.
Acide borique finement pulvérisé	20 gr.
Baume du Pérou..............	2 gr.
Essence de lavande...........	XX gouttes.
Lanoline......................	50 gr.
Vaseline......................	150 gr.
	(BESSON).

Dans le cas où une cavité purulente, par exemple, a été drainée de part en part (drain abdomino-lombaire, abdomino-vaginal), il est indiqué, avec les progrès de la guérison, de **remplacer le drain actuel trop gros par un drain plus petit.** Il suffit pour cela d'enlever l'épingle de l'une des extrémités du drain, de *bien nettoyer* cette extrémité et d'y fixer par *un point de suture à la soie* le nouveau drain : il n'y a qu'à tirer doucement par l'extrémité opposée et le nouveau drain reprend la place de l'ancien.

Lorsque, après une opération aseptique, l'on voit, vers le 3e ou 4e jour, **une élévation de température,** il faut aussitôt défaire le pansement. Le plus souvent, on trouve une zone inflammatoire autour d'un ou de plusieurs points de suture. Appliquer un pansement humide; *si, le lendemain,* les phéno-mènes inflammatoires ne se sont pas presque entièrement amendés, **faire sauter sans hésiter** les fils ou agrafes corres-pondants et **décoller** légèrement les lèvres de la plaie; une petite quantité de pus s'écoulera généralement (suppuration de catgut ou soie; faute d'antisepsie opératoire).

Quelques recommandations d'ordre général.

Avoir toujours **les mains propres** pour faire un pansement; les nettoyer après chaque pansement.

Placer le malade dans la **position la plus favorable.**

Mettre toujours la **plus grande douceur** à appliquer ou enlever un pansement; si les pièces adhèrent trop fortement, les imbiber d'un liquide tiède antiseptique; couper, au besoin, les bandes aux ciseaux.

Épingler toujours l'extrémité d'un drain avec une épingle de sûreté; entourer cette épingle d'une mèche de gaze pour ne pas blesser la peau ou la plaie.

Maintenir, en principe, les pansements des membres dans une position **toujours élevée, jamais déclive** (coussins, écharpes). Les protéger, au besoin, par un cerceau (membres inférieurs).

Un pansement bien fait **ne doit jamais être douloureux par lui-même.**

TABLE DES MATIÈRES

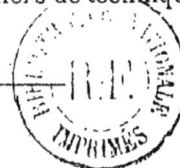

TABLE DES FIGURES

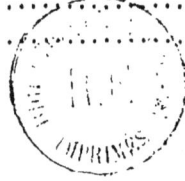

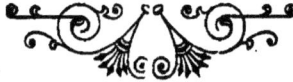

IMP. H. MOREL, LILLE